HOMÉOPATHE POUR MIEUX GUÉRIR

Van Wassenhoven 345 58 03
Ecole Belg d'Homéopathie
735 35 25

DOCTEUR MAURICE JENAER

HOMÉOPATHE POUR MIEUX GUÉRIR

Didier Hatier

Collections de littérature générale aux éditions Didier Hatier:

Collection Grands Documents
Collection Grands Formats
Collection Politiques
Collection Auteurs Contemporains
Collection Au Beau Pays des Communes
Collection Rouge et Noir

Autres titres récemment parus chez le même éditeur:

Pierre Wyvekens, Dessins de Rosy:
Dis, Papa..! Mes dialogues avec Benjamin
Roger Hebbelinck: 200 idées pour 800.000 fonctionnaires
Professeur Hikaru Hamano & Professeur Montague
Ruben: Lentilles de contact

18, rue A. Labarre 1050 Bruxelles

Diffusion en France: Hatier Paris

Dépôt légal D/1986/3030/18
ISBN 2-87088-572-5

À tous ceux que j'aime...
et même à ceux que j'aime moins.

Merci à tous ceux qui ont contribué
à la réalisation de ce livre.

« Quand il s'agit de l'art sacré de guérir,
négliger d'apprendre est un crime... »
C'est mon maître qui a écrit cette phrase
lourde de sens et d'obligations, mon
maître Samuel Hahnemann .

PRÉFACE DU DOCTEUR PLISNIER

C'est dans l'amitié réjouie et l'enthousiasme que j'ai accepté de préfacer le présent livre du docteur Maurice Jenaer, sans d'ailleurs présumer au départ de ce que cette préface comporterait.

Un long côtoiement, empreint d'estime et nourri d'activités communes dans l'organisation de l'homéopathie en Belgique, a fait de nous deux des «amis dans l'homéopathie».

L'œuvre scientifique du docteur Jenaer qui éclate dans ce livre est, comme il se doit, le résultat d'une détermination et d'une certitude d'aboutir. Avec un esprit indépendant, critique, rigoureux, méthodique, inventif et fureteur.

Avant toute chose, le docteur Jenaer est un praticien. Son critère primordial: l'efficacité. Pas au premier degré (la disparition rapide et insouciante des symptômes pour lesquels le malade consulte) mais la guérison durable. Non la disparition d'un eczéma qui bientôt s'étire dans l'apparition d'un asthme. Mais plutôt la restauration d'une peau saine *et* d'une respiration souple chez un patient qui se sent mieux, non seulement dans son corps, mais surtout dans la vie. Parce que c'est son être qui va mieux par l'action curative. Cette attitude, qui devrait présider à l'acte thérapeutique, paraît souvent bien étrangère à celle de praticiens pressés, parfois «savants», intolérants, catégoriques, critiques envers leurs confrères, éventuellement condescendants et durs, bref irrespectueux de la personne de leur malade.

Mais de quelle pratique le docteur Jenaer parle-t-il? D'une pratique soigneuse, humble, amicale et passionnée dans le privilège du colloque singulier plus important ici que partout. Car l'enjeu est de taille: il s'agit de guérir. En marge de cela, une activité inlassable de recherche, avec difficultés mais joies, incompréhensions mais triomphes. Le résultat? Une œuvre inclassable et imposante.

Le milieu scientifique est aujourd'hui truffé de chercheurs. Leur envergure varie, leur éthique de même.

Avec le docteur Jenaer, c'est un «trouveur», que nous avons en face de nous, et comme la lecture du présent livre vous le montrera, un trouveur de grande stature, aux synthèses audacieuses et profondes, fondues dans une solide spiritualité qui nous charme. Est-ce par hasard si le mot «trouveur» est noté comme rare au *Petit Robert*?

Y aurait-il pénurie de trouveurs dans la pléthore des chercheurs?

C'est que le trouveur au sens positif découvre des choses sur la vie qui soient bonnes pour l'homme *dans l'immédiat et dans la durée.*

Ce n'est peut-être pas l'apanage des chercheurs d'être prudents: premier danger. A fortiori dans les sciences de la vie et dans la médecine en particulier, il est vital que le trouveur le soit car l'existence d'autres êtres dépend de ses découvertes.

Mais regardons d'un peu plus près l'évolution des sciences d'aujourd'hui. Dans la dernière décennie surtout, la communauté scientifique classique est gagnée de frissons. Ils parcourent les sciences «très objectives», comme la physique mais bien autant les autres: biologie, sciences humaines etc. Pour la compréhension des ensembles complexes comme la cellule dans son milieu, ou autodéterminée comme l'être humain, on remet en question l'analyse, outil privilégié de la science classique (avec la séparation entre le sujet observant et l'objet d'observation qui lui est inhérente). Ce paradigme du début du siècle toujours omniprésent mais sur la sellette, obscurcit encore un paradigme à venir et dont la définition se cherche. Les branches du savoir se modèlent les unes sur les autres. Les concepts d'une science vont en transfuge dans une autre: parfois en intrus. L'interdisciplinarité gonfle les généralisations avec des aléas pour la rigueur, les assimilations hâtives entraînant un sillage de confusion.

La science occidentale très disséquante a jusqu'ici été à l'origine de prodiges: le fleuron des navettes spatiales, la domestication de l'énergie nucléaire en seraient des exemples, n'étaient les dégradations de l'environnement et le coût de leur future gestion, passée sans scrupules aux générations qui viennent, un cadeau probablement bien empoisonné. Une science sans trop de conscience nous offre Tchernobyl : on nous incite à oublier les quelques dizaines de victimes probables et pudiquement voilées à la curiosité malsaine du public ignare, encore que le site devra rester sous surveillance pendant des décennies, on parle même de siècles. C'est un produit typique d'une science qui découpe et isole son objet : l'atome, en oubliant l'univers !

Pourquoi cette digression si ce n'est pour montrer que, non seulement « science sans conscience n'est que ruine de l'âme », mais encore destruction des corps ? Et aussi, que la recherche la plus féconde n'est pas nécessairement la plus apparente. Qu'à ce jour il n'existe rien pour encourager les praticiens qui, en marge de leur activité de médecin, œuvrent dans l'ombre, dépourvus de budgets ou d'équipes de travail dans leur recherche. Et il n'y a pas de recours. (Vous saurez en lisant ce texte, quel sort est réservé jusqu'ici aux publications marginales dans les revues classiques, et parfois aussi, la malhonnêteté qu'elles rencontrent.)

Pourtant, aux États-Unis, une « World Research Foundation » est née. Elle promeut les médecines douces au sein du public. Elle s'entoure de conseillers et la vieille Europe y jouit d'un crédit très vivant. C'est ainsi que le docteur Jenaer, le docteur Marc Lefèvre et moi-même avons été invités à figurer parmi ses conseillers. Elle est soutenue par l'exemption fiscale à la fois par l'IRS (l'équivalent de notre service de taxation) et par l'État de Californie, ce bouillon de culture de toutes les têtes chercheuses aux « States ».

Intéressant, gratifiant, certes. Mais un pas encore ! La science dont je vous dévoilais certaines hésitations, juge et choisit ses prix Nobel en son sein. Son cercle est fermé : non pas aux médecins mais aux médecines douces.

Or, le docteur Jenaer est modeste. Il a beaucoup travaillé, avec une passion mesurée et attentive. Au faîte de sa recherche et d'ailleurs de sa carrière, il s'arrête parfois pour écrire. C'est le livre que vous avez sous les yeux. Il n'était pas tellement écrit pour être publié. C'était d'abord un dialogue pour soi-même.

Ce dialogue a plu à ses amis. Il a trouvé un éditeur. Et un préfacier, décidé à prendre sa fonction au sérieux: pour l'homéopathie, notre souci commun; pour le livre; pour l'ami.

Voici une œuvre scientifique considérable, distillée sur près de vingt années de lecture et d'observation clinique, très documentée et originale, touchant les domaines chauds de l'actualité médicale: le cancer, le SIDA, etc.

Faut-il maintenir alors dans une injuste modestie le triomphe que le présent livre nous montre et les espoirs qu'il porte? Employons-nous plutôt à le rendre éclatant. Je propose à la noble institution d'attribuer, sans retard, un prix Nobel de médecine douce.

Et je propose un premier candidat: le docteur Maurice Jenaer.

Il est «nobelisable». Puissé-je être entendu!

Emile Plisnier

AVANT-PROPOS DU DOCTEUR PIERRE JOLY

Maurice Jenaer nous convie, non à une flânerie, mais à un voyage dans le temps et dans l'espace, à travers l'immatériel et le concret.

Confidences, où se mêlent souvenirs et espoirs qui, du « Big Bang », nous entraînent dans un voyage intracellulaire quasi futuriste où nous rejoint le « computo » d'Edgar Morin ; au passage, la Suisse sous la neige ou un petit village au Portugal... et Robert Lamoureux !

La passion de la recherche est là comme toile de fond, comme trame de chaque page dans un roman de science-fiction où l'on côtoie des mutants maléfiques dont nous gardent des ordinateurs vigilants.

La solitude doit-elle toujours côtoyer la recherche ? Peut-être. Mais l'accompagnent aussi l'optimisme, le dynamisme et l'aventure d'où surgit le hasard.

Mais le réel est là, sans lequel tout le travail n'est que spéculation. Et si Maurice Jenaer nous livre ses réflexions et ses pensées, il n'oublie pas les faits : pour nous, l'observation, la clinique, l'expérimentation... et la pratique. « Je ne suis pas un chercheur » nous dit-il. Un peu comme Picasso alors, qui disait de lui-même : « Je ne cherche pas, je trouve »...

Pierre Joly

1

DU VÉCU AVANT TOUTES CHOSES

J'ai déjà rédigé pas mal de publications et de communications, mais jamais ne m'était venue l'idée de commencer un livre, ou plutôt, je m'étais toujours dit que c'était le genre de projet que je ne mettrais jamais sur le métier.

Je ne cherche pas à savoir quel mouvement m'y pousse. Peut-être participe-t-il simplement de ce besoin de renouveau qui se manifeste dans la nature en ce début de printemps. Serais-je comme ces deux pies que je regarde chaque matin œuvrer à la confection de leur nid au sommet du peuplier voisin, entrelaçant tour à tour des branchettes qu'elles transportent à tire d'aile et qu'elles doivent ensuite amener à pied d'œuvre en se contorsionnant pour les faire passer à travers les ramures ? Elles ne se posent pas de questions et répondent à un besoin instinctif. Faisons de même, tout simplement.

J'ai commencé par la dédicace en pensant à tous ceux qui m'ont épaulé et aimé, mais aussi à ceux qui m'ont mis des bâtons dans les roues ; à leur manière, ils ont contribué à faire de moi ce que je suis devenu, même si ce fut douloureux au point que j'en porte les marques dans ma chair.

À qui vais-je m'adresser ? À mes proches, à mes confrères, à mes patients ? À tout le monde sans doute, ce qui m'amènera à voler parfois un peu trop haut, parfois trop bas, puisque je tâcherai de me faire comprendre des moins avertis sans décevoir pour autant ceux qui espèrent trouver un message.

Mes souvenirs et mes réalisations, mes espoirs et mes déceptions, ma vie d'homme et ma profession de médecin, tout cela devrait tour à tour étoffer ce manuscrit, mais comment ? Je n'ai guère de temps libre et encore moins de talent d'écrivain mais peu importe le nombre d'années que j'y consacrerai ; à cinquante-sept ans, la troisième tranche de vie est à peine commencée et le début de l'automne est encore plein des chaleurs de l'été...

Il me paraît indispensable de prévenir le lecteur du caractère apparemment décousu que prendra probablement ce livre.

Je désire revivre avec vous toutes les étapes des dix-huit années que j'ai consacrées à la thérapeutique par ADN-ARN dynamisés notamment en cancérologie. Ces étapes je vais à nouveau les vivre à peu près dans leur ordre chronologique, en tout cas je ne désire pas nécessairement une suite logique d'un chapitre par rapport au précédent. Si je vis au jour même un événement qui s'insère dans le sujet, je souhaite que vous le viviez avec moi sur le vif, comme un reporter.

C'est à dessein que le terme « vivre » revient à plusieurs reprises, c'est le ton que je souhaite donner à ce travail.

Ainsi averti, vous ne serez pas choqué, j'espère, et vous n'aurez pas la sensation d'un cours académique diffusé du haut d'une chaire, ce qu'à votre place, je détesterais par-dessus tout.

Alors, allons-y ensemble et commençons par le début.

2

LE POINT DE DÉPART

Je suis né dans un petit village du Brabant wallon près de la frontière linguistique des environs de Louvain, ce qui aura une certaine influence sur mon orientation professionnelle. Comment s'est-elle imposée à moi? Peut-on parler de vocation médicale? Apparemment, non, puisque d'après Stendhal une vocation consiste à faire d'une passion son métier; je ne pensais guère avoir déjà, à cet âge, les éléments de ce qui deviendra, de fait, plus tard, une réelle passion. Peut-être ai-je été frappé d'entendre que mon grand-père avait été examiné au cours de sa dernière maladie par ses cinq frères et beaux-frères, médecins, réunis en consultation pour la circonstance.

Tout ce dont je me souviens, c'est d'avoir affirmé, vers l'âge de huit ans, mon désir d'être médecin. Un ami de la famille, un inspecteur vétérinaire dont j'aimais écouter les conversations avec mon père, me demanda si moi aussi je souhaitais soigner les animaux plus tard. Je lui répondis d'emblée que je soignerais plutôt les gens que les bêtes. Et pourtant, toute mon enfance s'était passée au contact des animaux, depuis les chiens, les chats et la volaille jusqu'au bétail et aux chevaux, dont mon père avait la passion et avait fait sa profession.

Mes origines relativement modestes posaient un problème assez redoutable pour envisager des études universitaires. Mes cinq frères et sœurs n'eurent pas la chance qui me fut offerte et je me souviens du chagrin manifesté par un aîné le jour où il dut interrompre ses humanités gréco-latines pour commencer une vie professionnelle directement rentable. Chaque année on accrochait au crucifix de la cuisine la couronne de lauriers qu'il rapportait régulièrement en juin du collège des Joséphites de Louvain. Les temps ont heureusement bien changé et actuellement il aurait pu à loisir terminer ses humanités et entreprendre les études supérieures qu'il méritait de faire.

Je me souviens d'avoir été très conscient de la situation et très motivé pour mener à bien les objectifs que je m'étais fixés.

Je quittai la petite école du village pour faire ma 5e primaire chez les Frères de l'Institut Saint-Jean-Baptiste à Wavre.

Cela me permit de sauter allègrement la 6e primaire et d'entreprendre d'emblée mes gréco-latines au collège Saint-Albert à Jodoigne, à l'âge de dix ans. J'y décrochai une bourse des «mieux doués», et je pus ainsi terminer mes humanités.

J'avais seize ans, c'était la guerre et l'occupant imposait une année de camp de travail avant l'entrée à l'université. Il n'y eut donc pas de première candidature en médecine cette année-là. J'essayai de ne pas perdre mon temps, en me perfectionnant par des cours de langues, mais je n'étais guère motivé, et le seul bénéfice fut pour moi de n'avoir pas eu l'occasion d'entamer des études universitaires à seize ans!

La libération retarda la rentrée académique à l'université de Louvain et ce n'est qu'au mois de janvier que commença pour moi l'aventure universitaire. Aventure est d'ailleurs un grand mot; ce furent, en ce qui me concerne, six années studieuses, égayées par la rencontre de celle qui deviendra ma femme, au terme des études que nous eûmes l'occasion de mener côte à côte.

Six années? Oui, car j'obtins l'autorisation exceptionnelle de récupérer l'année perdue en cumulant les deux dernières années, ce qui permit à deux de mes amis de bénéficier de la même faveur, vu leur situation identique. Nous sommes les seuls à avoir bouclé en moins de six ans le cycle des études médicales.

Cela me donna l'occasion ensuite de faire un stage de perfectionnement dans le service de médecine interne où ma future épouse poursuivait son internat de dernière année. Cette formation complémentaire me fut bénéfique car mon «patron», le professeur Lambin, était un homme remarquable, alliant une culture générale et médicale extrêmement vaste à un bon sens fondamental, peut-être responsable de son scepticisme thérapeutique et de son intérêt pour d'autres types de médecines. C'était à l'époque assez révolutionnaire, aussi se montrait-il plus que discret à ce sujet. Il me recommanda au docteur Dagnelie, dont je pus fréquenter les séminaires de médecine interne à l'hôpital Molière, à Saint-Gilles, pendant les premières années de mon installation à Bruxelles.

C'est qu'entre-temps, mes études terminées et le mariage ayant mis une fin heureuse à nos longues fiançailles, ma femme et moi, nous nous trouvions devant notre dernier choix professionnel. Elle opta pour l'hématologie et l'anatomie pathologique, dont elle poursuivit l'étude, tandis que je me lançais d'emblée dans la carrière de généraliste. J'obtins le poste de médecin du personnel dans une grande société d'assurances, ce qui me mit à l'abri des soucis financiers.

Mes parents, et indirectement mes frères et sœurs, m'ont permis d'être ce que je suis. Mon père n'eut pas l'occasion de me savoir médecin et c'est vers la fin de mes études universitaires que j'assistai impuissant à la crise d'infarctus qui le terrassa en pleine nuit. J'ai pu donner à ma mère le bonheur d'assister à l'aboutissement de ses efforts financiers et de me voir progresser dans ma carrière pendant plus de trente ans. Son sourire, que j'ai sous les yeux quand je relève la tête de mon manuscrit, me dit sa joie d'avoir participé aussi fondamentalement à cette réalisation, et si je n'ai plus d'elle que cette photo sur mon bureau, c'est néanmoins avec beaucoup d'émotion que je lui dis toute ma reconnaissance, chaque fois que j'y prends place.

J'arrive au terme de cette présentation. Après trois ans d'installation, par hasard, la saison du rhume des foins me permit de constater l'amélioration de celui-ci par l'homéopathie chez trois de mes patients auprès desquels la thérapeutique classique avait échoué l'année précédente.

L'homéophatie... Je souris ! — je m'en veux — quand mon premier patient m'en parla ; intrigué quand un deuxième me dit avec embarras le succès qu'il avait constaté, décontenancé quand un troisième me confirma la réussite là où je n'avais obtenu qu'une vague sédation. Ce fut ma chance d'avoir, en peu de semaines, eu l'occasion de constater mes trois échecs et le succès d'une thérapeutique dont je ne connaissais rien, sinon l'ironie qu'avaient manifestée certains professeurs quand ils en mentionnaient le nom.

Il fallait que je sache. Quelques cours donnés par mes premiers maîtres en homéopathie, de nombreuses heures passées à essayer de comprendre dans des lectures ardues le pourquoi et le comment de cette autre manière d'être médecin et puis le grand saut : quand je croyais reconnaître l'indication d'un remède homéopathique déjà étudié, je le prescrivais. Efficacité de l'homéopathie mais aussi sans doute, pour un débutant, beaucoup de chance dans le choix de ses remèdes, les résultats étaient là et plus convaincants que tous ceux que j'avais connus les trois années précédentes.

Le destin en avait décidé, je serais médecin homéopathe.

3

UNE AUTRE MÉDECINE? PLUTÔT UN AUTRE ASPECT DE LA MÉDECINE

Est-ce vraiment par hasard que je suis devenu médecin homéopathe? Ces patients guéris par l'homéopathie, tout médecin les a vus, ou en tout cas a eu l'occasion de les voir, mais il n'y a pire aveugle que celui qui ne veut pas voir... Sans doute ai-je eu la chance de les voir coup sur coup, mais aussi sans doute le terrain était-il favorable, les labours faits pour que cette semence germe vigoureusement.

J'ai cité cette année de médecine interne vécue au contact du professeur Lambin, esprit ouvert mais très critique pour toute nouveauté, surtout thérapeutique. Empreint d'humanisme mais aussi d'un profond sentiment d'humanité envers les patients devant lesquels nous défilions dans ces antiques salles de vingt à trente lits de l'hôpital Saint-Pierre, il a empêché, je crois, que s'installe en moi cette certitude de tout connaître, très répandue chez les nouveaux promus. À aucun moment, je n'ai eu le sentiment que j'allais tout guérir; au contraire, chaque patient restait pour moi un point d'interrogation. Il n'entrait généralement pas dans le cadre des schémas qu'on nous avait enseignés et il ne répondait que rarement aux dogmes thérapeutiques bien codifiés dans nos traités de médecine. Plus j'allais, mieux je comprenais que souvent le malade était en réalité mal dans sa peau et que les symptômes qu'il signalait étaient, soit un paravent pour un mal psychique dont il n'aimait pas parler, soit la résultante de situations de conflits au niveau professionnel, conjugal, ou autre.

Bien entendu, certains patients m'apportaient sur un plateau une pathologie accidentelle, soit traumatique, soit infectieuse épidémique, ou conséquence d'une agression microbienne ou virale accidentellement provoquée. Mais, même dans ce cas, se posait la question de savoir pourquoi lui et pas ses proches.

C'est ainsi qu'insidieusement d'abord, puis de manière de plus en plus affirmée, s'est imposée à mon optique thérapeutique la notion d'individualisation qui devait me conduire à l'homéopathie.

Déjà au début des années cinquante, une conception technologique de la médecine avait tendance à s'installer. Ce n'était pas encore l'aberration actuelle qui vise à remplacer la réflexion et le bon sens médical par une avalanche d'examens techniques, mais il devenait déjà rare de voir s'installer un diagnostic et une thérapeutique prétendument corrects, dès la première consultation.

Elle n'était que l'occasion d'une prise de contact et le prétexte à des examens complémentaires qui devaient rassurer autant le médecin que le patient. Rares étaient les confrères qui avaient l'autorité ou les connaissances cliniques ou simplement le bon sens de prendre sur eux cette anxiété manifestée par le patient, en s'assurant dans une ambiance propice à la confidence et par un examen clinique consciencieux qu'aucune pathologie grave ne pouvait motiver ses plaintes.

Vous avez déjà perçu au travers de ces quelques lignes, combien j'étais déçu après ces trois années de pratique classique. Ce n'était pas ce qui m'avait motivé au cours de ces années d'études, je ne me sentais pas l'allié de mon patient comme je l'avais espéré. Sans doute aurais-je mieux perçu cela dans une carrière de médecin de campagne, mais, même dans l'anonymat de la ville, je pouvais espérer trouver dans ce colloque singulier tant de fois cité cette complicité que je voulais créer devant la maladie.

C'est cela que je trouvai dans mes premières expériences en homéopathie. En décortiquant avec mon patient son passé, sa situation familiale et professionnelle, je mettais à jour une toile de fond justifiant les plaintes qu'il me décrivait. En cherchant à mieux les cerner dans ce qu'elles avaient de personnel, en les individualisant par de petits à-côtés que souvent le patient n'osait pas dévoiler par crainte du ridicule, je trouvais dans mes livres d'homéopathie le pendant thérapeutique de ce malade particulier.

Je n'étais plus décontenancé par ce manque de référence à mes études classiques ; ici, j'avais une base sûre et même sur mesure ; le succès de mes prescriptions me paraissait logique et, de plus, d'une logique enthousiasmante, car il était la conséquence d'une enquête qui m'avait permis de sortir de la banalité des consultations standard. Plus on donne, plus on reçoit en retour ; c'était vrai ici comme dans beaucoup d'autres domaines.

Ces premiers succès et cet enthousiasme retrouvé m'obligèrent à étudier davantage. L'École belge d'homéophatie où se dévouèrent mes premiers maîtres, n'était plus à la mesure de mes exigences ; heureusement plusieurs d'entre eux y ajoutaient un enseignement complémentaire à leur domicile. Les soirées chez les docteurs Caulier, Hodiamont et Edouard Schepens s'ajoutaient aux cours, où je retrouvais en plus les enseignements des docteurs Baudemprez, Cassette, Leduc, Mayeur et Paturiaux. Tous ces apports avaient des nuances particulières, mais ces diverses facettes me parurent complémentaires alors que, trop souvent, l'enseignant y voyait une optique exclusive.

Ma soif de savoir m'amena à m'inscrire en outre au Centre homéophatique de France, et c'est à l'occasion d'un congrès à Paris que se souda notre groupe d'études. À cinq, nous nous retrouvions tous les jeudis, Plisnier, Leduc, Vincent, Mousset et moi, alternativement chez l'un ou l'autre d'entre nous, et cela pendant des années. Notre « pentagone » prit progressivement une place prépondérante et c'est tout naturellement qu'il fut amené à prendre sa part de responsabilité dans l'évolution de l'homéopathie en Belgique.

Entre-temps, bien sûr, les années se succédaient, les patients aussi enthousiastes que moi m'en amenaient d'autres. Je quittai rapidement mon poste de médecin du personnel de cette société d'assurances, je retrouvai en privé plusieurs de ceux que j'avais quittés.

J'avais été trop modeste dans le choix de ma minuscule salle d'attente. Après deux ans, j'opérais mon premier déménagement pour une maison plus spacieuse, où je trouvai un bureau de consultations imposant qui pendant douze ans fut le témoin de tant de confidences.

C'est là que naquit ma fille aînée, son berceau occupait la

chambre voisine de mon cabinet et entre deux patients je surveillais son sommeil. Quand je la vois maintenant médecin homéopathe à son tour, je mesure à sa juste valeur ce temps passé en un clin d'œil, mais heureusement je me sens encore jeune. Si on veut réaliser beaucoup de choses, il faut se croire immortel. Immortel ? Et pourtant tant de fois, j'ai dû aider ceux qui franchissaient le seuil mystérieux de la mort. Jamais je ne l'ai crainte et toujours j'ai aidé mes patients à ne pas la craindre.

Il y a quarante-huit heures, j'étais à une réunion du « Kiwanis Club » où l'on m'avait demandé de parler d'« homéopathie et euthanasie ».

Michel Van Wassenhoven eut la gentillesse d'accepter de faire cet exposé à ma place, fort bien d'ailleurs, mais j'ai ajouté quelques mots pour m'insurger contre la campagne actuelle de l'Organisation mondiale de la santé, qui suggère dans ces cas le recours massif aux opiacés notamment chez les cancéreux. Je suis persuadé que c'est une erreur. Une chose me semble essentielle : conserver au patient toute sa lucidité. C'est vrai durant son existence, d'où mon refus des tranquillisants et des euphorisants qui transforment les anxieux en zombis à la chaîne ; c'est aussi vrai au moment de la mort. Le médecin n'a pas le droit, sauf raison impérieuse de douleurs insupportables, de ravir au patient et à son entourage ces derniers échanges. J'ai été témoin de situations tellement riches de souvenirs chaleureux que je ne puis admettre de masquer ce qui peut rester un événement marquant dans une famille. Si, en plus de cette lucidité conservée, un remède homéopathique adéquat peut rendre au mourant sa sérénité pour ses dernières heures d'existence, cela me paraît très important. Il y a, là aussi, un monde de différence entre un traitement classique et un traitement homéopathique.

Loin de moi cependant l'idée de porter des œillères. Autant j'ai regretté celles dont les médecins classiques usent à l'endroit de l'homéopathie, autant je m'insurge contre ceux d'entre nous qui adoptent les mêmes attitudes vis-à-vis de la médecine « officielle ». Celle-ci a réalisé durant ces trente-cinq dernières années un bond prodigieux, conjointement avec la science biologique, au point qu'il devient impossible d'en suivre l'évolution dans tous les domaines. Il était bien entendu superflu pour moi d'essayer de connaître, en plus de l'homéophatie dont on n'a jamais cerné les limites, les dernières trouvailles techniques. C'est le domaine du spécialiste qui, suivant la formule consacrée, finit par savoir presque tout sur presque rien. Cependant l'évolution particulière de ma pratique — j'en parlerai plus loin — m'obligeait à suivre de près l'évolution dans beaucoup de secteurs, spécialement en biologie et en cancérologie.

J'avais pourtant très peu de temps libre, car, outre ma profession et ces études, j'avais été amené à assumer de plus en plus de responsabilités dans le cadre de l'homéopathie belge. J'avais accepté en fin 1967 la charge de responsable de l'École belge d'homéopathie à condition qu'Émile Plisnier voulût bien m'aider dans ma tâche. C'est ainsi que, pendant onze ans, j'assistai pratiquement à tous les cours hebdomadaires, soit comme enseignant, soit comme animateur de séances.

J'ai accepté ce rôle de bon cœur en souvenir des difficultés que j'avais vécues au départ et qui m'avaient presque fait échouer dans mon apprentissage de l'homéopathie. Incontestablement, maintenant, les candidats ont plus de facilité dans leur formation et des écoles naissent dans tous les coins du pays, alors qu'initialement l'École de Bruxelles était la seule. Quand j'acceptai ma charge il y avait en moyenne cinq à six étudiants au cours ; quand je la quittai onze ans plus tard, notre fédération comptait plus de deux cent cinquante inscrits.

En effet, vers cette même année 1968, Georges Vincent — toujours notre pentagone — eut l'ambition de rallier tous les homéopathes sous une même bannière. Nous ne représentions qu'un minuscule noyau, nous n'étions même pas une cinquantaine de médecins homéopathes pour toute la Belgique. Au moins trois tendances différentes se disputaient le monopole de la vérité. Les médecins sont fort individualistes de nature, mais parmi eux, les homéopathes représentent certainement la quintessence de cet individualisme.

Bien conscient de cette situation ridicule, Georges prit la peine d'écrire individuellement aux plus représentatifs d'entre nous et leur fit partager son idée de fédérer toutes ces tendances. L'unanimité qu'il rencontra dans les réponses ne se concrétisa pas tout à fait lors de la réalisation de la Fédération médicale homéopathique belge dont les statuts parurent au Moniteur Belge du 2 juillet 1970. Leduc en accepta la présidence, Baudemprez le poste de trésorier, Plisnier prit en charge la diffusion de l'homéopathie, Mousset fut responsable de la section vétérinaire et Vincent de la section dentaire ; j'occupai le poste de secrétaire.

Le docteur Leduc ne renouvela pas son mandat quatre ans plus tard et j'acceptai la présidence que je conserve depuis lors.

Léon Mousset nous obtint d'un mécène, M. Féron, la jouissance d'un immeuble au 49, square Ambiorix à Bruxelles, où se donnèrent les cours d'homéopathie jusqu'à fin 1979. Notre siège fut transféré ensuite au 10 de l'avenue de l'Yser, puis en 1982 au 59, chaussée de Wavre, à Ixelles.

Entre-temps, la fédération reprenait à son compte la défense professionnelle quand fut dissoute en mars 1972 l'Union professionnelle, et puis, en 1975, la représentation juridique de la Société royale belge d'Homéopathie, quand l'Association homéopathique belge lui transmit ce rôle à sa dissolution. C'est à ce moment que me fut confiée en plus la présidence de la Société royale belge d'Homéopathie qui s'occupe exclusivement des aspects scientifiques de notre profession.

La maladie d'un des administrateurs de la revue, M. Segers, m'obligea à m'occuper en partie de la Revue belge d'Homéopathie. C'était beaucoup, c'était trop. Ma santé en prit un coup et se dégrada progressivement jusqu'à ma gastrectomie en 1981.

Entre-temps, mon mandat de président de la Société, venait à expiration en décembre 1978 et mon poste de responsable de l'École se terminait avec l'année en cours. La Fédération m'occupant beaucoup moins qu'au début de sa création, enfin je trouvais un peu de temps pour m'occuper plus activement de mes recherches.

4

LA RECHERCHE, POURQUOI?

Apparemment, cela n'est pas très compatible avec l'idée que beaucoup se font de l'homéopathie.

Je n'ai rien d'un chercheur ; au contraire, j'ai la peau d'un clinicien et je ne conçois la médecine qu'à travers un dialogue avec le malade. C'est plus souvent un monologue, je dois l'avouer, certains patients m'en font gentiment le reproche; déjà plutôt taciturne de nature, je suis de plus persuadé que la qualité de l'écoute est plus importante que les sermons ou les explications détaillées. Ce qui m'intéresse, c'est ce que le patient peut me dire à son propre sujet et, par définition, quand je parle, lui se tait.

Bref, c'est le hasard, un hasard providentiel, qui m'a conduit sur cette voie complémentaire, la recherche. J'avais eu l'occasion d'apprécier chez des patients l'effet tonifiant d'une spécialité classique à base d'acides nucléiques(*) en injections intramusculaires. Un constituant cellulaire jouant un rôle régulateur aussi fondamental ne pouvait pas à mon sens agir sous forme de remède en tant que matériau, mais vraisemblablement en tant que modulateur d'une fonction. C'est un rôle qui relève plus souvent de la loi des semblables(*), base de l'homéopathie, car nous trouvons souvent en biologie moléculaire une notion d'analogie dans les phénomènes de régulation. Il était donc logique d'essayer ces acides nucléiques, l'ADN(*) et l'ARN(*), en dynamisation homéopathique.

L'ADN ou acide désoxyribonucléique, et l'ARN, ou acide ribonucléique, sont de vieilles connaissances pour les chimistes puisque c'est en 1869 que Miescher découvre la nucléine dans les

(*) Voir glossaire en fin de volume.

cellules de pus. En 1874, il l'isole à partir de la laitance de saumon, les têtes de spermatozoïdes étant particulièrement riches de ce constituant. Il faudra attendre 1940 pour assister à l'isolement à partir du virus de la mosaïque du tabac d'une nucléoprotéine cristallisable, capable de s'accroître, donc d'assimiler. Nous étions au seuil de la vie. Nous devons la découverte de la structure hélicoïdale de l'ADN à Watson et Crick en 1953, ce qui fut confirmé par sa synthèse où s'illustra Arthur Kornberg. En décembre 1967, ce dernier parvint à recréer un virus synthétique capable de se reproduire.

C'est à cette époque, en septembre 1967, que je rédige mes premières prescriptions d'ADN et d'ARN dynamisés.

L'administration par voie perlinguale devait permettre à mon sens la résorption de ces produits, vu la dispersion que lui fait subir le mode de préparation par triturations longues et répétées.

La preuve m'en fut vite donnée par les résultats cliniques. Une de mes premières prescriptions concernait un patient de quatre-vingt-un ans, qui n'avait comme seule pathologie que, de loin en loin, tous les trois ou quatre mois, une syncope dont l'origine épileptique vraisemblable devait correspondre à un foyer cérébral mal vascularisé.

La nuit qui suivit la première administration d'ADN 6X, il présenta une succession de crises; il fallut une intraveineuse pour le sortir de cet état de mal épileptique qu'il n'avait jamais connu avant. Le traitement fut interrompu et je parcourus la littérature mondiale pour éclairer ma lanterne. Le seul recoupement que je pus retrouver fut la thèse du docteur Bonnier publiée en 1962 à Marseille. Il avait donné par voie buccale deux ampoules de 66 mg de nucléotides par jour à des enfants carencés nord-africains, avec de bons résultats au point de vue général. Il signalait une très bonne tolérance de ces produits et ne faisait que deux réserves minimes: de rares troubles du sommeil qui disparaissaient lorsqu'on donnait la seconde ampoule à midi plutôt qu'au soir, et de l'énervement chez deux enfants épileptiques plus turbulents que les autres. Il suggérait en conséquence de réduire les doses chez les épileptiques.

Ceci me confirmait dans mon idée que l'ADN devait agir en

loi des semblables(*); dans ce cas, une prise d'ARN aurait peut-être un effet curatif sur l'épilepsie. C'est dans cette optique que mon patient prit une poudre d'ARN 30 K qui reprovoqua une aggravation, moins intense mais néanmoins très désagréable, de sa pathologie. Je n'insistai plus chez lui et je n'ai plus eu l'occasion depuis lors de retrouver un sujet aussi sensible à ces produits, sur le plan cérébral. Mais grâce à cela, je savais que non seulement les dynamisations d'ADN et d'ARN étaient résorbées par administration perlinguale et efficaces, mais qu'elles pouvaient avoir un effet incomparablement plus actif que le produit brut à dose pondérale. Deux ampoules de 66 mg administrées chaque jour à de jeunes épileptiques avérés ne réussissaient qu'à les énerver un peu, alors qu'une prise d'ARN en 30e dynamisation K ou d'ADN en 6e décimale parvenait à déclencher des réactions aussi violentes chez un vieillard de quatre-vingt-un ans. Je compris que je manipulais de la dynamite.

Cela ne m'était pas apparu lors de ma première expérimentation très restreinte faite en famille sur trois volontaire sains à la mi-1967. Elle n'avait mis en évidence que l'effet revitalisant du produit en dynamisation, qui se confirmait sur tous les plans.

Plus tard, un de mes patients de soixante-dix-huit ans devait me faire à ce sujet des confidences à propos de possibilités retrouvées mais qui, peut-être faute pour moi d'en avoir prescrit à son épouse, restèrent sans suite.

Entre-temps, cet effet général avait été confirmé chez des cancéreux, qui en avaient bien besoin, est-il nécessaire de le préciser. Mais, chose étrange, le résultat semblait dépasser le cadre d'un simple effet revitalisant et aller dans le sens d'un processus de guérison. C'était le cas d'un patient opéré d'un cancer du rectosigmoïde; il avait une métastase hépatique constatée à la scintigraphie et vérifiée pendant l'opération; une deuxième intervention était programmée pour l'exérèse de cette métastase car il n'était pas en état de la subir au départ. Le pronostic classique de six à douze mois de survie s'est trouvé largement pris en défaut chez ce patient grâce à la thérapeutique par ARN-ADN dynamisés.

Quand je le vis pour la première fois, il était grabataire et en

(*) Voir glossaire en fin de volume.

piteux état. Il avait fait après l'opération une poussée de polyarthrite rhumatoïde jugulée par un traitement cortisonique. Comble de malchance, il avait développé un ulcère duodénal, complication classique de la cortisone et subi une perforation qui l'avait amené d'urgence sur la table d'opération pour une simple suture de dépannage, ce qui avait permis la visualisation non point d'une, mais de plusieurs métastases hépathiques de sa tumeur initiale. Malgré le très lourd handicap de ces complications successives qu'il me décrivit péniblement, après quelques temps de thérapeutique ADN-ARN, ce patient reprit progressivement ses forces, puis, petit à petit, une vie normale sans autre médicament. Plus de cortisone, bien sûr! Je lui autorisai par la suite une reprise professionnelle à mi-temps puis à temps plein. Il survécut onze ans à cette intervention et à l'existence de ces métastases hépatiques, habituellement signature d'un pronostic fatal et à très brève échéance.

Était-ce par hasard? — l'avenir me prouvera que non — son état de santé déclina de façon irréversible à l'occasion d'un essai de traitement discontinu après tant d'années d'administration quotidienne ininterrompue d'ADN-ARN. C'est à cette occasion que réapparut, à la scintigraphie, l'image de métastase hépatique disparue de façon incompréhensible pendant toutes ces années de sursis inespéré.

Ce fut également le cas d'un jeune garçon de seize ans atteint de leucémie myéloïde chronique. Au départ, on avait diagnostiqué une leucémie aiguë, tant la maladie avait été foudroyante. Nous étions en novembre quand sa mère me parla de lui; toute thérapeutique avait été arrêtée depuis quatre mois, à part une transfusion hebdomadaire pour le tenir en vie quelques semaines encore mais sa mère s'attendait à son décès imminent. Il ne s'alimentait plus depuis plusieurs jours et avait perdu la vue suite à des hémorragies dans les deux globes oculaires. Je remis, sans y croire, pour un cas aussi désespéré, mon ordonnance à la mère qui me consultait pour elle-même. Quinze jours plus tard, coup de fil: «Mon fils est debout, mon fils mange, et il voit, que dois-je faire maintenant?».

Vous imaginez mon bouleversement. Le médecin traitant qui faisait partie de la même promotion que moi, me confirma cette évolution inespérée quasi miraculeuse et accepta de continuer ma thérapeutique d'ADN-ARN. En janvier, notre patient reprit les cours du deuxième trimestre en troisième année d'humanités et termina à la troisième place en juin. Pendant les grandes vacances, il se fit une fracture du tibia au cours d'une compétition de hockey! Il termina ses humanités et entreprit des études universitaires. Quand il s'estima guéri depuis assez longtemps, il décida d'arrêter son traitement et ce fut la récidive inexorable et la fin de ce sursis inespéré de sept ans.

Son cas me rappelle celui d'un jeune homme du même âge qui me consulta en 1973 pour une tumeur cérébrale qui répondra bien au traitement puisqu'il faudra, en 1980, les mêmes circonstances lamentables d'arrêt intempestif du traitement pour amorcer la spirale fatale de la récidive.

C'est sur ces bases que rapidement j'en étais venu à l'idée de l'obligation d'un traitement très longtemps poursuivi, moyennant quoi, dans plusieurs cas, le résultat de ces ARN-ADN était enthousiasmant pour ceux qui en bénéficiaient.

Il fallait que j'essaie d'objectiver ces résultats par la voie classique de l'expérimentation. Le professeur Gengoux occupait à cette époque la chaire de pharmacodynamie et thérapeutique générale à la faculté de médecine vétérinaire de Cureghem qui relève de l'université de Liège. Il m'ouvrit très cordialement les portes de son laboratoire et collabora avec enthousiasme à ces recherches dans lesquelles je fus très efficacement aidé par son assistante, Mme Karelle Bui-Thi.

L'ADN et l'ARN en dynamisations homéopathiques furent testées dans un protocole à visée curative, la tumeur de Landschutz sur souris OF1. Il s'agit d'une tumeur ascitique provoquée par injection intrapéritonéale d'une minime quantité de liquide prélevé dans la cavité péritonéale d'une souris atteinte de ce cancer d'origine virale. C'est un protocole expérimental redoutable qui emporte les animaux en deux à trois semaines. Malgré ce caractère artificiel et meurtrier qui ne laisse aucune chance aux processus de défense de l'animal, l'administration de ces ADN-ARN retardait de manière significative l'échéance terminale de ces animaux. C'est au cours de ce protocole que nous fûmes intrigués de voir une des souris prendre une ampleur abdominale inattendue. Le mystère fut éclairci le matin où six souriceaux gris occupèrent un coin de la cage. Comme toutes nos souris étaient femelles et que les souriceaux était gris et non blancs comme tous nos spécimens d'expérimentation, le responsable ne pouvait être qu'une des souris qui infestaient ces vieux bâtiments et qui s'échappaient parfois des sacs où nous puisions la nourriture! Mais au prix de quelle gymnastique il a pu accomplir son forfait sur sa partenaire encagée, cela restera définitivement un mystère.

Après cinq expérimentations successives sur souris OF1 durant l'année 1965, un autre protocole expérimental fut testé chez la souris AKR. Cette race développe spontanément une leucémie lymphoïde chronique qui emporte ces animaux à la fin de leur première année d'existence. Il s'agissait cette fois d'un protocole moins artificiel et de plus longue durée. Nous avions plus de chances de pouvoir mettre en évidence un effet thérapeutique éventuel.

Cela se vérifia, sauf dans les essais de prévention, où nous administrions nos remèdes avant la maladie, dès le moment où nous recevions les souriceaux à peine sevrés. La prévention ne semblait pas possible, parfois même nous aboutissions au résultat inverse. Serait-ce donc bien en loi des semblables que nos remèdes agiraient? Ce qui expliquerait qu'ils ne puissent agir qu'après l'installation de la maladie et que même ils pourraient, dans un essai de prévention, aboutir à un processus de facilitation(*) dans une race artificiellement sélectionnée pour une cancérisation maximale.

Le contrôle de cette expérience eut lieu durant l'année 1967 et aboutit aux mêmes résultats.

À ce stade, il n'était pas possible de conclure, il fallait des expérimentations plus sophistiquées, ce qui dépassait les possibilités du laboratoire du professeur Gengoux malgré sa bonne volonté et le dévouement de Mme Karelle.

Providentiellement, le professeur Roberfroid de l'unité de Biochimie toxicologique et cancérologique de l'université catholique de Louvain s'intéressa à ces expérimentations. Ce fut donc cette fois dans le cadre de l'École de Louvain-en-Woluwe que les recherches furent poursuivies.

(*) Voir glossaire en fin de volume.

Un premier protocole expérimental fut le cancer mammaire induit chez le rat par l'administration de DMBA. Ce diméthyl benzanthracène est un cancérigène bien connu, son agressivité est, bien entendu, ici aussi beaucoup trop meurtrière pour que les défenses physiologiques, même stimulées par un agent médicamenteux, puissent s'y opposer. Malgré cela, un effet bénéfique se manifestait et, à nouveau, il semblait que l'administration de ces produits avant la cancérisation avait tendance à déboucher sur un processus de facilitation.

Que ce fût sur les souris de laboratoire du professeur Gengoux ou sur les rats du professeur Roberfroid, c'était non seulement par des dynamisations de type homéopathique que l'effet se manifestait, mais même par des dilutions élevées de l'ordre de la 9e CH et même de la 15e CH. Nous étions au-delà du nombre d'Avogadro(*), limite théorique de la présence de produit actif dans les dilutions employées. Nous démontrions donc à la fois l'action des doses infinitésimales, l'activité des remèdes employés et peut-être leur action en loi des semblables, base fondamentale de l'homéopathie.

Toutefois, avant de conclure cette dernière approche expérimentale et d'imaginer des protocoles plus sélectifs, il était souhaitable d'entreprendre une expérimentation quantitativement plus importante, de façon à asseoir nos conclusions sur des bases statistiques plus formelles. Mais cela impliquait un soutien financier à la mesure de ces prétentions.

Le laboratoire homéopathique qui avait subventionné les premières expérimentations du professeur Roberfroid avait déjà fait preuve depuis des années de son dynamisme dans le domaine de l'expérimentation et de sa volonté de mécénat en homéopathie. Il résolut de poursuivre les expériences au vu de ces premiers résultats encourageants et s'engagea avec le professeur Roberfroid et son équipe dans une grande expérimentation qui devait durer deux ans et porter sur un nombre d'animaux permettant une analyse statistique approfondie. Ces rats allaient développer une tumeur primitive du foie, un hépatome, suite à l'ingestion d'un toxique cancérigène le 2 acétylaminofluorène (2 AAF).

Un premier protocole devait définir de meilleures modalités

Voir glossaire en fin de volume.

pour cette expérimentation qui présente toujours elle aussi, le même écueil d'une toxicité trop agressive entraînant une mortalité excessive. Le professeur Roberfroid put tourner cette difficulté en diminuant très nettement la durée d'administration du toxique grâce à l'emploi complémentaire de phénobarbital. Le cancer était donc induit par le 2 AAF, l'administration ultérieure du barbiturique mettait en évidence cet effet cancérigène et le potentialisait au point que la cancérisation se révélait encore plus sûrement, mais sans qu'il y eût de mortalité supplémentaire due à l'intoxication.

Au niveau de cet hépatome provoqué par le 2 AAF, deux remèdes ont permis une réduction significative du nombre d'animaux porteurs d'atteintes hépatiques : les dynamisations de phénobarbital et celles d'acides nucléiques avec un avantage pour le phénobarbital 9 CH.

Ce dernier résultat confirmait l'activité de dilutions infinitésimales, même dans le cancer, mais il s'agissait ici d'une application de l'isothérapie neutralisant l'action du promoteur, le phénobarbital. En isothérapie, on a recours au produit identique plutôt qu'au remède semblable comme en homéopathie.

Par contre, pour toutes les tumeurs autres que l'hépatome, apparues chez ces rats en expérimentation par le 2 AAF, c'est l'ARN 9 CH qui donnait les résultats les plus significatifs. Ici nous avions une action réellement anti-tumorale et non un gommage de l'action du promoteur comme pour le phénobarbital 9 CH. Il est à noter que dans cette expérimentation, malencontreusement seul l'ARN était utilisé, pour des raisons d'économie, vu que j'avais à cette époque l'impression que l'ARN était plus actif que l'ADN, mais j'ai dû revoir cette opinion par la suite.

Nous avions donc ici aussi la confirmation de l'activité des doses infinitésimales dans le cancer, de l'efficacité biologique des acides nucléiques en hautes dynamisations(*) et une ébauche de confirmation que cette action se faisait en loi de similitude. Toutes ces notions se confirmaient entre-temps en clinique où, bien entendu, je continuais à prescrire ces produits aux cancéreux ; mon exemple était suivi par d'autres confrères, au vu des résultats constatés et publiés à maintes reprises.

(*) Voir glossaire en fin de volume.

Pour essayer de codifier l'aspect homéopathique de cette thérapeutique, je devais me référer à la pathogénésie que j'avais mise en route très progressivement depuis 1967.

5

«GUÉRIR LE MAL PAR LE MAL»: UN SIMPLISME DANGEREUX

À l'intention des «profanes» qui me liront, je dois d'abord donner un mot d'explication à propos des pathogénésies. Les moins avertis d'entre eux ne connaissent peut-être de l'homéopathie que le «guérir le mal par le mal», cette sentence que chacun a eu l'occasion d'entendre et qui est simpliste et totalement fausse. Quand en 1796, Hahnemann publia pour la première fois sa méthode thérapeutique homéopathique qu'il avait, préalablement, longuement étudiée, méditée puis prouvée cliniquement et expérimentalement, il concrétisa l'action des semblables dans sa formule lapidaire «similia similibus curentur»: que les semblables soient traités par les semblables, ou, en traduction libre: «Il faut traiter les semblables par les semblables».

Il fit cette découverte en traduisant la matière médicale de Cullen; dans le chapitre consacré à la quinine, il releva des inexactitudes d'interprétation car il s'était soigné naguère par l'écorce de quinquina à l'occasion d'une «fièvre des marais», forme mineure de malaria qui régnait en Europe à cette époque.

Vu la rigueur intellectuelle qui lui était propre, il résolut d'en avoir le cœur net et prit de l'écorce de quinquina afin d'en déterminer les effets éventuels sur un organisme sain.

Quel ne fut pas son étonnement de voir réapparaître les symptômes subjectifs qu'il avait ressentis lors de ses accès de fièvre des marais. Ce fut la naissance de l'homéopathie.

Si Hahnemann n'avait pas eu ce caractère méticuleux et cette honnêteté intellectuelle, s'il n'avait pas eu préalablement cette fièvre des marais dont il avait vécu la symptomatologie mais qui, en plus, l'avait vraisemblablement sensibilisé à l'action de la quinine, l'homéopathie n'aurait peut-être pas été remise à l'honneur.

Hahnemann qui était un homme exceptionnellement érudit, avait lu les écrits d'Hippocrate qui citait le principe des semblables et le principe des contraires.

Mais il devait partir pratiquement de zéro, s'il voulait prouver l'exactitude de son intuition. Il se mit à expérimenter sur lui-même puis sur les membres de sa famille, sur son entourage et plus tard sur ses disciples qui reprirent son flambeau.

Tous les symptômes déclenchés chez l'individu sain par l'absorption d'un produit, plus ou moins longtemps répétée en fonction de sa toxicité et aussi en fonction de la sensibilité des sujets à ce produit, tous ces signes surtout subjectifs étaient soigneusement relevés, assortis des circonstances qui accompagnaient cette symptomatologie. Pour chaque produit expérimenté, cela représentait un relevé plus ou moins volumineux de symptômes; chaque volontaire développait sa part de signes, soit objectifs, soit le plus souvent subjectifs, puisque l'expérimentation n'était pas poussée évidemment jusqu'à l'intoxication proprement dite. Chacun pouvait avoir des symptômes plus ou moins différents suivant l'organe qui manifestait cette sensibilité. L'ensemble de tous ces relevés symptomatologiques constituait la pathogénésie de ce produit.

Toutes ces expérimentations réunies ont été collationnées dans de nombreux volumes de la «matière médicale» qui nous sert actuellement encore de référence.

Si un patient — peu importe sa maladie — décrit un ensemble de symptômes cadrant avec ceux qu'ont présentés les expérimentateurs sains d'un produit déterminé, ce patient verra sa maladie s'améliorer et guérir si elle est réversible, par la prise de ce même produit, de préférence à doses très atténuées.

Il ne s'agit donc pas de guérir le mal par le mal, on ne prescrit pas l'agent causal de la maladie évidemment, on prescrit un remède dont les effets sont semblables au mal, un remède qui a pu donner des symptômes semblables mais non pas déclencher la maladie réellement. La loi des semblables se limite à cela. L'homéopathie n'est donc pas une médecine «naturelle» puisqu'elle est basée sur un principe d'intoxication; elle n'est pas une médecine «douce», puisque nous avons recours parfois à des substances très toxiques, le cyanure de mercure par exemple; elle n'était pas non plus au départ une thérapeutique par les doses infinitésimales, puisque Hahnemann a employé au début des doses pondérales.

Il se fait, qu'en loi des semblables, ces doses pondérales ajoutaient au cortège des symptômes du patient les malaises artificiellement induits par le produit administré, d'où un premier stade d'aggravation des symptômes et non de la maladie, mais susceptible d'être très désagréable pour le malade.

Hahnemann fut de ce fait amené dans un second temps à diminuer progressivement les doses administrées. Il ne se contentait pas de diluer ces remèdes, il faisait subir des secousses violentes à la solution à chaque dilution successive: d'où le nom de dynamisation plutôt que de dilution. Vu que les résultats s'avéraient au moins aussi bons et avec de moins en moins d'aggravation surajoutée artificiellement, il en arriva par dynamisations successives aux doses infinitésimales que nous connaissons aujourd'hui.

Je ne vais pas m'étendre davantage sur cette question, vous en connaissez maintenant l'essentiel et assez pour savoir en quoi consiste la pathogénésie des ARN et ADN entreprise à partir de mai 1967. J'ai déjà fait allusion au test initial très limité qui devait me servir de première orientation avant la prescription à mes patients. Mais cette expérimentation restreinte ne peut porter le nom de pathogénésie, quoique malheureusement dans nos matières médicales, nos recueils de pathogénésies, figurent des remèdes qui n'ont pas fait l'objet d'expérimentation suffisamment poussée.

C'est en 1969 que débuta réellement cette étude pathogénétique. Une quarantaine de médecins, dentistes, pharmaciens et vétérinaires s'y prêtèrent de bonne grâce. Heureusement, je pouvais plus facilement faire confiance à des expérimentateurs connaissant l'homéopathie et la manière de relever les symptômes. Même favorisé de la sorte, cela représentait pour moi un surcroît de travail difficile à concilier avec la profession et mes autres obligations. Par la suite, quelques suppléments de prescription à des volontaires sains me permirent de vérifier l'apport de certaines dynamisations moins riches en symptômes provoqués, mais généralement dans ces cas, il s'agissait d'une moindre sensibilité de l'expérimentateur.

Au total, ce furent donc soixante sujets pour l'ADN, quarante pour l'ARN, qui de mai 1967 à mars 1973 me fournirent la masse de symptômes provoqués par l'administration de ces produits. Par un hasard très heureux, au moment où j'en remettais le manuscrit à la Revue belge d'Homéopathie, mon ami le docteur Delestinne, rédacteur en chef à l'époque, me donna à consulter celui qu'il venait de recevoir du docteur Julian et qui avait trait au même travail réalisé de 1970 à 1972 sur trente médecins pour l'ADN et vingt-deux sujets pour l'ARN. Le docteur Julian y faisait mention des premières publications belges très restreintes déjà parues et qui l'avaient peut-être amené à réaliser son expérimentation. Les deux pathogénésies purent être publiées conjointement dans le n° 2/1973 de la Revue belge d'Homéopathie.

Je ne vais évidemment pas entrer dans les détails de ces symptômes. Non seulement ce serait assez aride, mais il s'agit là de données réservées à la prescription et qui n'aideraient pas le lecteur à la compréhension de ce texte.

Je ne ferai que citer le fait qu'un des volontaires pour cette expérimentation s'est révélé particulièrement sensible à l'action des acides nucléiques dynamisés et peut-être le devait-il, comme Hahnemann, à ses antécédents pathologiques. Cet ami dentiste avait contracté quelques années auparavant une hépatite dont il avait gardé quelques symptômes mineurs, qui disparurent comme par enchantement par l'administration de ces produits.

Ce fut un hasard heureux de plus. Serais-je né coiffé?

Ces résultats m'amenèrent à investir plus particulièrement dans ce domaine clinique et c'est ainsi que je pus mettre en évidence une deuxième indication élective des ARN-ADN dynamisés: les hépatites chroniques agressives d'origine virale.

6

LE MÉDECIN HOMÉOPATHE PARMI SES CONFRÈRES CLASSIQUES

Si l'homéopathie est en butte aux critiques des médecins classiques, la faute en incombe certainement en grande partie aux homéopathes. Que font-ils pour répondre aux critiques qui leur sont adressées depuis tant d'années ? Elles visent surtout l'absence de résultats statistiquement significatifs et l'absence d'expérimentations, mises à part celles que nos confrères français ont réalisées ses dernières années, ce qui n'est qu'un début, soit dit sans vouloir minimiser ni l'intérêt ni la portée.

L'absence de résultats statistiquement significatifs tient essentiellement au problème de l'individualisation obligatoire du remède homéopathique. Après tout ce qui précède, vous aurez compris que ce remède ne s'adresse pas à une maladie, mais bien à l'individu malade qui réagit à sa manière personnelle à l'agression qu'il subit. Or en médecine classique, une statistique se fait toujours en comparant dans une maladie déterminée l'action d'un remède à un autre ou à une substance inerte. Les expérimentations se font actuellement pratiquement toujours en double aveugle, c'est-à-dire que ni le patient ni même le médecin prescripteur ne savent ce que contient le médicament remis au malade, seul le médecin qui dirige l'expérimentation possède le code, et précisément le décodage ne sera fait qu'à la clôture de l'expérimentation. De cette manière, on essaie d'éliminer le facteur subjectif appartenant au patient qui déclare avoir constaté tel ou tel résultat ou émanant du médecin qui collationne ces symptômes subjectifs avec ceux qu'il constate lui-même et qu'il reçoit éventuellement, du laboratoire par exemple.

Certains médecins homéopathes ont accepté de faire des

expérimentations semblables. Cependant c'est un non-sens, car un remède ne peut pas correspondre systématiquement à tous les patients faisant la même maladie apparente. Il n'est donc pas étonnant qu'une de ces expérimentations ait été un échec pour le traitement homéopathique et même si d'autres ont été en sa faveur, le résultat est néanmoins faussé dans les deux cas. La seule exception à la règle concerne précisément les ADN-ARN dynamisés ; nous y reviendrons.

Comment faudrait-il donc procéder pour rencontrer ces souhaits légitimes d'études statistiques ? Même si l'on part d'une maladie, il est néanmoins indispensable de constituer des sous-groupes basés sur des critères symptomatologiques très variés et même ainsi, on passera à côté de telle ou telle réaction strictement personnelle à un patient ; on diminuera cependant les risques de fausser les résultats. Cela constituera pour cette maladie plusieurs sous-groupes symptomatologiques pour lesquels il faudra chaque fois en regard un groupe de témoin. Au moment de la clôture de l'expérimentation, les résultats devront être ventilés et analysés statistiquement avant qu'on les additionne pour en faire une appréciation globale. Seule pareille méthode se rapprocherait d'une conception acceptable dans l'optique du traitement homéopathique, quoiqu'elle risque encore d'être entachée d'erreur dans des cas particuliers.

En ce qui concerne le deuxième reproche, le manque d'expérimentation, je crois qu'il faut en rechercher la cause d'abord dans le manque de temps libre de la plupart des médecins homéopathes. Il y a cependant à cela une autre raison et peut-être plus fondamentale.

Pour bon nombre d'entre eux, le choix de leur orientation résultait d'un état d'esprit opposé à ce souci de recherche expérimentale et l'évolution de leur activité professionnelle s'est accompagnée pour certains d'un climat et même d'un souhait délibéré d'ésotérisme qui les amènent à mille lieues de cet esprit expérimental. C'est dommage car, outre le manque de crédibilité que cela confère à l'homéopathie, ce côté négatif leur enlève l'idée, le désir et jusqu'à la possibilité d'acceptation d'une nouveauté en homéopathie.

Et pourtant dans aucun autre domaine le dernier mot n'est

jamais dit: jamais l'acquis le plus parfait ne pourra se passer du complément apporté par l'évolution des idées et surtout des acquisitions dans d'autres secteurs. Hahnemann eut l'immense mérite d'avoir repensé le concept d'homéopathie déjà entrevu par Hippocrate, de l'avoir expérimenté et codifié dans son *Organon*, plusieurs fois remis sur le métier à chaque édition nouvelle. Il ne put toutefois le faire qu'avec les matériaux de l'époque et il serait insensé de penser qu'avec les matériaux actuels il ne l'eût une fois de plus remanié dans plusieurs de ses concepts. S'il avait pu constater la possibilité de capter et de mesurer l'énergie émise par les organismes vivants, s'il avait pu, grâce aux appareils sophistiqués actuels, capter et mesurer l'énergie électromagnétique de ses remèdes, nul doute qu'il n'eût remplacé son concept «d'énergie vitale» par celui d'énergie vibratoire ou d'ondes électromagnétiques. Alors pourquoi ne pas suivre l'exemple de ce grand maître? Je sais que ces lignes sont susceptibles de hérisser certains puristes, mais pourquoi m'abstiendrais-je de les écrire, puisque j'en suis intimement convaincu?

C'est sans doute cette disposition d'esprit qui m'a amené après une douzaine d'années de pratique homéopathique, à ressentir le besoin d'expérimenter du neuf. À cette époque, vers 1965, deux voies me paraissait pleines de promesses, celle des prostaglandines — ces «hormones» cellulaires à action purement locale — dont on commençait à entrevoir l'importance en physiologie et sans doute aussi en thérapeutique future, celle des acides nucléiques dont l'immense champ d'application s'ouvrait au fur et à mesure des informations concernant l'ADN et l'ARN. Je décidai à l'époque d'explorer conjointement dans ces deux sens, ce qui m'a amené à des recherches bibliographiques très fouillées et à une remise à jour laborieuse de mes connaissances en biologie moléculaire.

Quand j'estimai avoir acquis suffisamment de connaissances théoriques, il m'a fallu extrapoler ces concepts à l'homéopathie en fonction de l'expérience acquise pendant ces douze années de pratique et faire préparer par nos laboratoires homéopathiques les dynamisations de ces produits. Les prostaglandines étaient alors introuvables, mais je pus en obtenir pour expérimentation, sans préciser toutefois qu'il s'agissait d'expérimentation en homéopathie.

Après une première publication en Belgique et en France au sujet des prostaglandines, dans la même communication que celle relative à la pathogénésie des acides nucléiques, je n'ai plus guère poursuivi dans cette voie de recherche, car celle des ADN-ARN s'annonçait royale. Michel Van Wassenhoven devait ultérieurement reprendre l'étude des prostaglandines et la poursuivre brillament jusqu'aux résultats actuels.

De fait, la thérapeutique par ADN-ARN devait dépasser mes espoirs du début car, outre les résultats très encourageants qu'elle m'apportait en cancérologie, une autre voie féconde était apparue, celle des hépatites chroniques agressives d'origine virale, où la médecine classique pataugeait sans pouvoir offrir plus que le paravent du traitement cortisonique qui donnait une illusion d'efficacité mais sans modifier le pronostic relativement sombre de cette affection.

Je vous l'ai dit, au chapitre précédent, c'est à nouveau le hasard qui m'a mis sur la voie de l'efficacité des ADN-ARN dans cette indication. Elle devait se confirmer très rapidement chez mes patients en hépatite chronique sous traitement homéopathique habituel qui ne faisait guère mieux que la thérapeutique classique, à part que le bénéfice acquis n'était pas grevé des risques réels de la cortisone. J'ai actuellement en traitement des patients qui ont davantage d'ennuis avec les séquelles de ces médications agressives qu'avec leur hépatite.

Comme toujours, les résultats obtenus dans les cas incurables firent boule de neige et c'est ainsi que j'ai actuellement en traitement une soixantaine de patients atteints d'hépatite chronique agressive, sans avoir au départ la moindre qualification particulière en hépatologie.

Des résultats aussi manifestes, puisque les mises au point biologiques les objectivent très rapidement, ne pouvaient pas passer inaperçus aux yeux des gastro-entérologues et certains d'entre eux s'étaient enquis auprès de leur patient des raisons de cette volte-face biologique. C'était faire preuve de curiosité intellectuelle, certains n'en sont pas restés là et ont fait preuve d'honnêteté intellectuelle en me demandant des informations au sujet de ce traitement à effet si révolutionnaire vis-à-vis de leur pronostic. En comparant cela avec le vide thérapeutique relatif de la médecine classique dans cette indication, ils m'ont même envoyé leurs autres patients atteints de cette affection gravement évolutive.

D'autres confrères, bien sûr, ont fait les mêmes constatations et certains d'entre eux ont été informés spontanément par leurs patients mais cela n'altère en rien leur sentiment inébranlable de supériorité thérapeutique vis-à-vis de l'homéopathie qui, par définition, n'est pour eux qu'une placébothérapie. Je dois à la vérité de dire que de pareils irréductibles, poussant la mauvaise foi jusqu'à ne pas reconnaître ces cas vécus, deviennent de plus en plus rares. Au contraire, une collaboration franche devient monnaie courante et sans excès d'optimisme, je vois venir le moment où le médecin homéopathe sera considéré comme consultant dans le cas où la médecine classique ne donnera pas satisfaction ou s'avérera trop agressive au regard du bénéfice obtenu.

À l'intention des lecteurs non avertis, je précise que toute hépatite chronique agressive n'est pas d'origine virale et que seule cette étiologie, ce point de départ viral, garantit l'efficacité des ADN-ARN même à un stade avancé jusqu'à la cirrhose. Il s'agit en réalité dans ces cas de la même retombée bénéfique qu'ont les ADN-ARN dynamisés au niveau du système immunitaire, plaque tournante qui explique leurs indications apparemment aussi divergentes que le cancer, les hépatites virales et d'autres affections à virus telles que la mononucléose infectieuse ou le SIDA par exemple.

7

LA SOLITUDE DU CHERCHEUR EN HOMÉOPATHIE

On imagine facilement la solitude du chercheur dans son laboratoire, mais ce n'est pas de cette solitude-là que je vais vous entretenir. Ma recherche dans pareil cadre n'a d'ailleurs été que très occasionnelle, même sporadique. Au contraire, ma vie professionnelle se passe pratiquement toujours tête-à-tête avec mes patients, et dans cette optique-là ma recherche est d'abord d'ordre intellectuel.

Il s'agit plutôt de solitude morale et c'est je crois particulier à l'homéopathie. Que les médecins classiques nous ignorent me paraît assez normal. Je l'ai dit déjà, l'impossibilité de publier dans les revues classiques fait que nous n'avons même pas l'occasion de nous faire connaître.

Bien sûr, il y a aussi l'ignorance superbe de ceux qui ne daignent pas s'abaisser à s'informer. Ce fut le cas de ce professeur d'hématologie à qui j'avais pu glisser quelques mots à propos des résultats des ADN-ARN chez les leucémiques. Il me dit qu'il n'était pas possible de discuter de cela valablement entre deux portes et qu'il faudrait se rencontrer à l'aise pour le faire. Le jour même, je lui écrivais pour lui demander rendez-vous. C'était en 1971. J'attends toujours sa réponse; pourtant il avait vécu la résurrection de ce patient atteint de leucémie myéloïde chronique dont je vous ai décrit l'évolution, et il était au courant de mon intervention.

Un autre hématologue universitaire faillit me traduire devant l'ordre des médecins, parce qu'un de mes patients leucémiques condamné à très brève échéance, avait commencé le traitement par ADN-ARN déjà à la fin de son séjour en clinique. Le résultat favorable en peu de jours avait décidé ce confrère à reprendre le traitement classique alors que ce jeune patient devait rentrer chez lui pour terminer son existence au milieu des siens.

Vu cette évolution qu'on me rapportait, je me crus obligé de mettre ce confrère au courant de la raison de ce revirement clinique. Au lieu de s'intéresser à cette nouveauté pour éventuellement en faire bénéficier d'autres patients, il m'écrivit qu'il en avait discuté avec le professeur de déontologie parce que j'avais eu recours à un produit «non encore accepté par la commission de contrôle des produits pharmaceutiques»!

J'ai conservé cette perle de littérature médicale. C'était aussi en 1971, apparemment il savait tout sur la question puisque jamais je n'ai eu la moindre demande d'information de sa part.

Les revues médicales s'en tiennent à la même ligne de conduite pour ne pas indisposer leurs lecteurs. Leur comité de rédaction est bien sûr constitué de médecins classiques qui, dans leur grande majorité, freineraient une tendance trop libérale dans l'acceptation de textes non orthodoxes. Même des revues à distribution gratuite sont canalisées dans la même optique. La rédaction de l'une d'entre elles me disait qu'elle ne pouvait scier la branche sur laquelle elle était assise; ses laboratoires annonceurs risqueraient en effet de prendre mal l'insertion d'un article trop orienté vers l'homéopathie.

Une autre revue m'a répondu que ses normes rédactionnelles étaient extrêmement strictes quant au sujet retenu, plan de l'article etc... Seule l'une d'elles accepta de publier un de mes articles, qui va paraître incessamment. Mais, même dans ce climat de collaboration, j'ai senti combien les consultants de la rédaction prenaient de recul et je suis persuadé qu'en cas de contestation de certains lecteurs je ne devrais pas compter sur leur appui. À la limite, je les sentais en attente du droit de réponse allant dans le sens de leurs sentiments.

Mais cette solitude vient aussi des confrères homéopathes, mis à part un groupe d'amis, très collaborants. S'engager dans une voie nouvelle signifie pour beaucoup de ces confrères une hérésie, une offense à la pureté de la doctrine homéopathique, un danger pour l'intégrité de ses fondements. Et pourtant que de voies pleines de promesses s'ouvriraient à la loi de similitude sans altérer les principes essentiels de l'homéopathie.

Pas question! Leur motivation? Pour les uns, c'est leur recherche délibérée d'ésotérisme; pour d'autres encore, le danger d'être frustrés de leur monopole par des ouvertures vers la médecine classique.

Heureusement, tout cela est compensé et même balayé par la reconnaissance des patients qui vivent dans leur chair un renouveau de santé et manifestent leur gratitude. À leur contact, toutes ces considérations de «confraternité» deviennent dérisoires et il est bien plus exaltant de pouvoir aider celui qui a épuisé toutes les ressources de la médecine que de se voir reconnaître par ceux qui ne peuvent admettre l'idée d'autres moyens thérapeutiques que les leurs.

C'est d'ailleurs dans cet esprit que notre pentagone de départ avait recherché des bonnes volontés capables de réaliser notre souhait de créer une association de patients. C'est ainsi que prit naissance l'ASBL «Les Amis de l'Homéopathie» en septembre 1972. Ses dirigeants dynamiques ont réussi à constituer une association capable de mobiliser une partie de l'opinion publique au point de réaliser un groupe de pression qui s'est révélé efficace. C'est dans le cadre de cette association que je trouve l'auditoire le plus agréable, et j'y ressens la même chaleur qu'avec mes patients en consultation.

N'allez pas croire que je sois découragé ou ulcéré, ni même déprimé. Heureusement, non, tout cela ne m'atteint plus et je suis au contraire très étonné moi-même de mon dynamisme, bien rare chez les confrères de mon âge... Je crois l'avoir fait sentir tout au long de ces pages, j'ai été très souvent favorisé par le sort dans toutes mes entreprises; ma profession m'a comblé au delà de mes espoirs et j'ai le grand bonheur d'avoir une famille heureuse où se mélangent les joies familiales et professionnelles, puisque mon épouse et deux de mes enfants sont médecins aussi.

De plus, cette année verra, je l'espère, mes premières publications dans les revues classiques même internationales, des résultats expérimentaux et cliniques des ADN-ARN. En effet, dans le cours de l'année 1984 et au seuil de l'année 1985, des expérimentations thérapeutiques ont commencé en milieu universitaire et une première clinique de la capitale a déjà ajouté aux traitements classiques en cancérologie cette thérapeutique des ADN-ARN.

Afin de permettre l'essor de l'expérimentation non classique, il s'est créé un fonds pour la recherche en médecine alternative (le F.R.A.M. : Foundation for the Research in Alternative Medicines) dont les statuts ont été publiés en décembre 1981. J'en assume la vice-présidence francophone. J'espère que cette initiative permettra de lancer en milieu universitaire une série de protocoles de recherche capables d'étayer solidement, pour l'avenir, des bases modernisées pour l'homéopathie et d'autres thérapeutiques non conventionnelles.

Vous voyez que les motifs d'optimisme et de dynamisme ne manquent pas, les projets non plus ni les armes pour les mener à bien.

8

L'E.G.F. EST ARRIVÉ !

C'est la nouvelle de ce début d'année, et cela me fait grand plaisir. Voilà des semaines que plusieurs de mes patients et moi, nous attendions ce produit en provenance des États-Unis, car il représente pour moi un grand espoir pour le traitement de mes patients atteints d'affections malignes.

Je ne vous ai pas encore parlé du mode d'action que j'imagine pour les ADN-ARN, et me voilà déjà embarqué dans l'explication d'une thérapeutique destinée à épauler la précédente. Mais peu importe ce coq-à-l'âne, ce n'est pas un cours que je voulais vous donner en commençant ce livre, mais vous amener à vivre avec moi l'aventure passionnante du combat contre le cancer. Et, puisque c'est la nouvelle de la journée, voyons ensemble ce qu'elle peut représenter.

Vous savez comme moi que les séquences d'ADN sont le matériau dont sont formés nos gènes, supports de notre hérédité à parties égales de nos lignées paternelle et maternelle. Si ces gènes sont responsables de tous nos caractères corporels et jusqu'à un certain point psychologiques, ils le sont par production de protéines synthétisées par les chaînes de montage constituées par nos ribosomes (*) cellulaires. Ces ribosomes, petits organites microscopiques intra-cytoplasmiques, sont sollicités pour cela par un ARN-messager (*) qui leur transmet le programme de montage. Cet ARN-messager est la copie conforme d'un fragment d'ADN nucléaire constituant le gène. Parmi les 50 à 100.000 gènes de notre ADN, certains sont des oncogènes (*) c'est-à-dire des gènes susceptibles de participer à la formation d'un cancer dans notre

(*) Voir glossaire en fin de volume.

organisme. On en connaît 30 jusqu'à présent et l'on se pose la question de leur origine et de leur raison d'être. Certains semblent avoir un rôle à remplir durant la phase de croissance embryonnaire; après cela, ils sont mis au repos, ils sont réprimés. Parfois cependant, à la suite de bouleversements dans notre ADN, cette inhibition est levée, ils sont déréprimés et peuvent alors s'exprimer par un ARN-messager qui commande la formation de la protéine dont ils possèdent le secret de fabrication.

Cette protéine des oncogènes est un facteur de croissance. Deux d'entre eux sont connus et physiologiquement fonctionnels, le P.D.G.F. ou facteur de croissance dérivé des plaquettes sanguines et l'E.G.F., le facteur de croissance de l'épiderme. Ce sont donc des facteurs de croissance normaux qui exercent leur impact au niveau de l'épiderme pour l'E.G.F. (Epidermal Growth Factor), au niveau de nos vaisseaux sanguins pour le P.D.G.F. (Platelet Derived Growth Factor) ou facteur de croissance dérivé des plaquettes. Ces minuscules corpuscules sanguins sont chargés de colmater les brèches éventuelles dans un vaisseau, en se groupant à ce niveau pour former le «clou plaquettaire» dans un premier temps et en libérant ensuite ce facteur de croissance pour stimuler les fibroblastes et les cellules musculaires lisses de la paroi du vaisseau et ainsi aboutir à un processus de cicatrisation.

Ce qui est en cause dans le cancer, ce n'est donc pas la présence de ces facteurs de croissance normaux, mais leur production massive anarchique par d'autres voies. Cela va créer, du fait même, une croissance anarchique de certaines cellules. La voie est ouverte ainsi au cancer. Si notre système immunitaire n'a pas la vigilance voulue, il n'aura pas l'occasion d'éliminer ces cellules anormales qui se créeront à un rythme accéléré et ce sera le développement exponentiel de cette ébauche tumorale.

La pharmacologie classique recherche actuellement, fébrilement, des analogues à ces facteurs de croissance pour s'opposer au processus, avec l'espoir que ces produits de structure chimique très semblable se substitueraient aux facteurs de croissance, ce qui ferait avorter le processus inexorable. Produits analogues, structure chimique très semblable... : il s'agit bien entendu d'une application du principe de similitude, de la loi des semblables qui est la base de l'homéopathie. Le professeur de cancérologie avec qui je discutais de cet aspect lors d'un débat à l'ULB, était fort surpris quand je lui faisais cette remarque et il se défendait en vain d'adopter un quelconque principe de similitude dans sa démarche.

Dans le cas présent, ma prescription d'E.G.F. relèverait plutôt de la loi des identiques, l'isopathie, plutôt que de la loi des semblables propre à l'homéopathie. En réalité, une synthèse ou une extraction donne rarement l'identique à 100 p.c. de la substance physiologique. Ces minuscules différences chimiques du produit de synthèse font qu'il s'agit plutôt d'un semblable très poussé que d'un identique et l'on peut considérer qu'il relève dans la prescription, d'une loi de similitude au niveau de la physiologie cellulaire et de la biologie moléculaire. Je le prescrirai ici en 9 CH (10^{-18} comme dilution) donc juste à la limite de la possibilité de présence de la matière si l'on veut appliquer à la lettre la loi d'Avogrado, qui perd d'ailleurs de plus en plus son caractère absolu en physico-chimie.

Que puis-je attendre de cette prescription d'E.G.F. 9 CH ? Qu'elle freine ou, à la limite, qu'elle parvienne à stopper une croissance cellulaire anarchique et accélérée résultant d'une production massive de facteurs de croissance par nos oncogènes fous. En même temps, notre système immunitaire, stimulé, comme nous le verrons plus loin, par nos ADN-ARN, arrivera à détruire les cellules cancéreuses existantes et cela, idéalement, après qu'une thérapeutique classique aura éradiqué le maximum de leur masse par chirurgie, radiothérapie ou chimiothérapie.

Vous comprenez maintenant mon impatience d'obtenir enfin ce complément thérapeutique. Il représente peut-être la meilleure parade immédiate à cette erreur de notre machinerie informatique, tellement plus sophistiquée que nos ordinateurs de dernière génération. Pourquoi la nature a-t-elle toléré la présence de ces gènes explosifs dans son ADN ? Cette molécule tellement essentielle à la vie a été jalousement conservée et protégée dans son intégrité tout au long des millénaires de l'évolution des êtres vivants. Or, nous trouvons certains oncogènes, le gène S.R.C. par exemple, chez tous les vertébrés et même chez la mouche drosophile. Donc il y a été intégré très tôt, ce qui semble signifier que son rôle est important et qu'il ne joue le rôle néfaste d'oncogène qu'à titre secondaire.

Par ailleurs, les oncogènes des tumeurs sont très semblables à ceux des rétrovirus(*), les virus ARN. Ces derniers auraient-ils été intégrés au début de l'évolution dans l'ADN de nos ancêtres en phylogénèse, ou au contraire ces virus y ont-ils puisé les oncogènes en les libérant ainsi du frein des gènes voisins, ce qui expliquerait le potentiel cancérigène de ces virus ARN? Il semble bien que ce soit cette deuxième hypothèse qu'il faille retenir. De toute manière, contentons-nous d'exploiter ce que nous connaissons dans l'espoir d'aider nos patients.

(*) Voir glossaire en fin de volume.

9

L'ADN !
SANS LUI LA VIE N'EXISTERAIT PAS

Sans lui, elle n'aurait même pas pu commencer. Pour moi, la naissance de l'ADN, c'est la création au sens biblique. Avant l'ADN c'était le néant, après vient l'évolution des espèces.

C'est il y a quinze milliards d'années que d'après les physiciens se situerait le Big Bang, départ de notre univers qui, depuis lors, continuerait sa progression en expansion comme une baudruche incommensurable, au rythme de production équivalant à vingt soleils par seconde, à la suite de quoi l'on estime qu'il existe actuellement 500 milliards de milliards d'étoiles !

Il aura fallu cinq milliards d'années pour que le nuage de poussières et de gaz résultant du Big Bang forme, en se condensant progressivement, notre système solaire. Cinq milliards d'années supplémentaires auront été nécessaires pour que notre planète se refroidisse et constitue la croûte terrestre avec comme conséquence la condensation de l'eau en océans primitifs et, par le dégazage des minéraux, la constitution de notre atmosphère.

À partir de là, apparaîtront les premières molécules. L'une d'entre elles a réussi le miracle de réunir deux composants essentiels : une protéine et des nucléotides. La protéine, matériau de base de notre organisme, est aussi le constituant des enzymes (*) qui président à toutes les réactions biochimiques de notre physiologie cellulaire. Les nucléotides introduisent la caractéristique essentielle de pouvoir se reproduire en molécules semblables. L'association des deux, cette nucléoprotéine, c'est d'abord l'ARN ou acide ribonucléique, car c'est lui qui serait apparu en premier lieu. Ce n'est que secondairement, par un mécanisme de trans-

(*) Voir glossaire en fin de volume.

criptase inverse(*), que l'ARN aurait donné son complémentaire, l'ADN ou acide désoxyribonucléique, beaucoup plus stable que lui et donc plus à même de conserver de façon presque immuable l'information qui sera stockée en lui.

Cette molécule extraordinaire va rapidement s'isoler du milieu ambiant, par une membrane, pour constituer les protobiontes.

À partir de là le couple nucléoprotidique fut jalousement sauvegardé par la nature et retransmis à toutes les espèces, « de la bactérie à l'éléphant ». Des variantes ont permis cette diversification des espèces et n'ont été conservées qu'autant qu'elles donnent une lignée non seulement viable mais suffisamment riche en potentialités pour occuper une niche écologique.

[Les anthropoïdes sont apparus dans cette évolution et il fallut, semble-t-il, un cataclysme géologique, il y a sept millions d'années, pour séparer la lignée évoluant vers le chimpanzé et celle évoluant vers l'homme. C'est l'effondrement du Rift, ce grand fossé géologique de l'Est africain, qui créa à l'ouest une région forestière humide dans laquelle l'évolution vers le chimpanzé et le gorille était la plus logique, tandis qu'à l'est, la savane plus sèche favorisait l'évolution vers l'humain bipède. Toutefois certaines données relatives à l'ADN des mitochondries indiqueraient que chimpanzé et gorille ont eu un ancêtre commun bipède et grimpant aux arbres et que l'homme se serait détaché de la branche chimpanzé + gorille, il y a cinq millions d'années. Cela expliquerait qu'homme et chimpanzé seraient plus proches l'un de l'autre que cheval et zèbre. Si l'homme a 23 paires de chromosomes, l'homo troglodyte en avait 24 comme le chimpanzé et les protéines de l'homme et du chimpanzé sont identiques à 99 p.c. mais distribuées différemment en fonction de leurs programmes génétiques respectifs.]

Mais revenons à notre molécule d'ADN dont je résolus, en 1967, d'explorer les potentialités en homéopathie, vu sa richesse intrinsèque. Chaque facette que l'on en explore est source d'émerveillement. La possibilité de duplication qui en fait l'intérêt majeur, condition sine qua non de la propagation de la vie, est la résultante d'un travail enzymatique extraordinaire.

(*) Voir glossaire en fin de volume.

À titre d'exemple, quand se fait cette duplication de la double hélice de l'ADN, stade qui précède la division nucléaire et cellulaire, en face de chaque montant de cette échelle, des enzymes — les ADN polymérases — reconstituent la moitié de l'ADN en prenant l'autre comme programme de montage. Pour ce faire, elles attachent les nucléotides au montant constitué de phosphates et de sucres avec en moyenne une erreur tous les 100.000 nucléotides seulement.

Si l'on sait qu'une page de texte est constituée de 3.000 caractères, c'est donc l'équivalent d'une erreur typographique toute les trente pages. Les erreurs sont un souci majeur pour la nature qui s'entoure d'un luxe de précautions et de procédés de restauration par voie enzymatique d'excision et de réparation des éléments non conformes. Après cela, d'autres enzymes suivent pour repérer les erreurs résiduelles et balisent la chaîne pour qu'elles soient reconnaissables par d'autres équipes de restauration. Celles-ci ont également la charge d'éliminer les lésions de l'ADN, résultant des agressions chimiques et par irradiation, ce qui représente 20.000 bases par jour pour une cellule — (les bases sont des constituants élémentaires de l'ADN).

Si dans le procédé de duplication l'ADN polymérase est bloquée par un défaut de la chaîne, celle-ci continue de s'ouvrir comme une fermeture éclair et c'est la mort de la cellule à très brève échéance. C'est alors dans un sursaut d'autoconservation l'alerte générale et, dans la minute, la « réparation S.O.S. » se réalise, toujours par voie enzymatique, mais un peu au hasard, ce qui laisse derrière elle une erreur irréparable et transmissible : c'est la mutation.

Cette mutation peut être orientée dans une voie qui peut déboucher sur l'anarchie cellulaire et nous voilà dans la spirale infernale du cancer ; heureusement, là aussi, la nature a prévu des mécanismes de sauvegarde ; c'est notre système immunitaire qui a, entre autres, le rôle d'éliminer les cellules mutantes. C'est ce qu'il fait à de nombreuses reprises chaque jour, ce qui évite à chacun de nous, quotidiennement, de devenir cancéreux.

Vu sous cet angle, le cancer est donc une affaire assez banale puisque nous en sommes potentiellement porteurs chaque jour ! Cela nous montre à suffisance l'intérêt primordial et irremplaçable de notre système immunitaire.

10

CHACUN DE NOUS EST UNIQUE AU MONDE

À une seule exception près, le cas des jumeaux univitellins, nous n'avons aucune chance de rencontrer de par le monde notre sosie parfait. Hasard ? Non pas du tout. Ce qui est en cause, c'est la grande variété de nos marqueurs cellulaires. Vu leur nombre et les sous-groupes qu'ils constituent, il est difficile d'imaginer la montée vertigineuse des possibilités de combinaisons qu'ils peuvent former entre eux.

C'est sur la base de cet ensemble distinctif que se détermine la notion du « soi », pivot fondamental de notre défense immunitaire.

Les antigènes d'origine maternelle ont quitté le corps du nouveau-né à la fin de sa première semaine de vie extra-utérine. Il n'y a donc plus que ses propres marqueurs qui soient alors perceptibles à ses agents immunitaires, les globules blancs ; ces cellules-mémoires vont stocker ces informations pour les diffuser à leurs descendants. Bardés de toutes parts de ces signes spécifiques, ils circulent dans les parties les plus reculées de son organisme. Seuls leur échappent les antigènes de certains tissus non vascularisés, comme la cornée et le cristallin par exemple, ce qui facilite les greffes de cornée où de ce fait n'interviennent pas les phénomènes de rejet.

Quand pénètre dans notre organisme un antigène étranger — virus, microbe, cellule étrangère ou substance antigénique — c'est en fonction de ces connaissances préalables que l'intrus sera reconnu comme « non-soi » et que seront mis en œuvre les mécanismes de défense ad hoc. Il en existe encore de primitifs, comme le processus de phagocytose par les globules blancs neutrophiles qui se contentent de digérer ces étrangers. C'est un mécanisme de défense rudimentaire qu'on retouve dans les organismes primitifs où les fonctions de défense et de digestion se combinent sous cette forme. Au fur et à mesure de l'évolution des espèces, le système immunitaire s'est perfectionné, au point d'atteindre chez l'homme un ensemble défensif très sophistiqué qui n'a d'ailleurs pas fini de livrer ses secrets.

Il n'entre pas dans mes intentions de le décrire, mais plutôt d'en souligner les possibilités de défaillance caractérisant les états d'immunodéficience. Les causes peuvent en être très diverses: j'en citerai quelques exemples pour vous situer l'éventail de ces situations dangereuses. Les plus communes sont les immunodéficiences iatrogènes, conséquences connues et acceptées de certains traitements indispensables par ailleurs: la chimiothérapie et la radiothérapie sont en tête de peloton à cet égard car l'intensité de cet impact y est le plus considérable. L'administration de cortisone, ou plutôt de ses dérivés, en constitue également un apport important, mais il ne faut pas oublier pour autant le rôle des anesthésies générales qui agissent dans le même sens. Plusieurs états pathologiques peuvent déprimer le système immunologique: en premier lieu les viroses peuvent en être la cause, comme elles peuvent aussi profiter de ces immunodéficiences pour accroître leur potentiel invasif.

Une cause beaucoup moins connue se retrouve dans les états dépressifs, c'est ce qui explique sans doute la flambée de l'émergence de certains cancers dans les mois qui suivent les fortes agressions psychiques, particulièrement si ces états dépressifs comportent un sentiment de perte sur le plan sentimental, comme les syndrômes de veuvage par exemple. Il a même été démontré que les préparations intensives d'examens universitaires peuvent produire un état de stress tel, qu'ils peuvent être responsables, par leur durée, d'états d'immunodéficience. Ces défaillances sont dangereuses à divers titres, mais celui qui nous concerne ici, a trait au devenir des cellules mutantes.

Nous avons vu plus haut que ces cellules anormales résultent d'une erreur au niveau de l'ADN. Cette fausse note va se traduire par une production de protéines anormales dont certaines apparaîtront à la surface de la cellule. Du fait de cette différence, elles constitueront un facteur non-soi «aux yeux» de nos agents immunitaires, qui alerteront les cellules tueuses chargées de les éliminer. Si par contre notre système de défense est défaillant, ces cellules mutantes à potentialité cancérigène vont proliférer de façon anarchique atteignant une masse telle que le système immunitaire, même fonctionnellement rétabli, ne pourra pas en venir à bout.

C'est ici que pourraient intervenir les ARN-ADN dynamisés. La stimulation immunitaire est leur point d'impact privilégié; c'est ce qui explique leur activité thérapeutique dans des domaines aussi variés que le cancer, les hépatites chroniques agressives, des viroses comme la mononucléose infectieuse ou le zona, et aussi le SIDA dont les deux cas que j'ai en traitement répondent bien à ce type de remèdes.

Cette stimulation est particulièrement nécessaire dans le cancer puisque l'existence même de celui-ci est la preuve qu'il y a eu défaillance absolue ou relative de notre défense immunitaire. Il faut dire à la décharge de celle-ci qu'elle a de bonnes excuses, car le cancer peut adopter une attitude très insidieuse dans cette stratégie et se calque à bien des égards sur les mécanismes de tolérance immunitaire que nous rencontrons physiologiquement dans la grossesse.

Nous admettons tous comme un fait bien établi, donc normal, que l'organisme maternel tolère le fœtus. Or il possède 50p.c. d'antigènes d'origine paternelle et devrait donc se comporter comme une greffe étrangère. Bien sûr, la barrière placentaire constitue un no man's land, mais qui n'empêche pas pour autant les échanges antigéniques. La nature a prévu, dans cette situation, des mécanismes de tolérance dans lesquels intervient le fait que l'agression antigénique s'est faite a minima au départ, puis a continué à croître, de façon lentement progressive mais constante. Cette situation, nous la retrouvons également dans le cancer. Intervient dans cette tolérance relative de la tumeur, un phénomène d'anticorps bloquants: l'organisme réagit par la production de substances trop faibles pour détruire la tumeur, mais ces «antidotes», les anticorps, occupant néanmoins tous les sites antigéniques, recouvrent tous les marqueurs étrangers et masquent ainsi le caractère non-soi de la tumeur aux autres éléments, plus agressifs et plus efficaces, de notre système immunitaire.

Vous comprendrez donc aisément l'intérêt de stimuler au maximum les mécanismes de défense quand l'ennemi se sera manifesté. Mais cette intervention comporte des limites quantitatives ; il est difficile d'imaginer que ce combat puisse s'avérer décisif quand la tumeur a acquis un volume tel que les parties centrales, d'ailleurs mal vascularisées, sont de ce fait peu accessibles aux éléments sanguins.

Il sera dès lors indispensable, dans un premier temps, d'éradiquer le maximum possible de cette masse tumorale et cela par les moyens plus classiques que constituent la chirurgie, la radiothérapie ou la chimiothérapie. Ce n'est qu'à ce moment-là qu'un nettoyage de type immunitaire pourra efficacement éliminer les cellules résiduelles et celles qui auront essaimé parfois très précocement, et qui se préparent à reconstituer ailleurs une masse envahissante.

11

UN AN DÉJÀ !

Il fait bon ce matin. Un soleil radieux et un léger souffle de vent doux d'allure printanière cherchent à nous faire oublier le temps sibérien que nous avons connu au mois de janvier.

Ce matin, j'ai revu le couple de pies dans le peuplier voisin. J'ignorais qu'elles retournaient au même nid. La plupart des oiseaux abandonnent, je crois, celui de l'année précédente mais manifestement mes pies s'affairent à restaurer celui qu'elles avaient péniblement façonné l'an dernier. C'était le début de ces lignes que je vous destine, cher lecteur. Cela confirme mes craintes du départ, car cette année n'a pas été particulièrement féconde en littérature, en tout cas pour celle que je vous destinais. Mais peu importe le temps qu'il me faudra. Je crois vous l'avoir dit au début de ce livre, nous allons cheminer ensemble tout un temps. Combien d'années? Je l'ignore, le destin y pourvoira, puisque c'est lui le dernier arbitre.

Le moment est d'ailleurs propice à ce genre de réflexion. Il y a quelques jours, j'ai conduit à sa dernière demeure la maman de ma femme. Trente-trois ans de vie commune en ont fait ma seconde mère et la séparation est douloureuse. Le fait qu'elle ait vécu quatre-vingt-neuf ans et activement jusqu'à quarante-huit heures avant son départ, atténue quelque peu mes regrets mais sa participation, aussi efficace que discrète, à notre vie nous laisse désemparés, ma femme et moi.

En pensant à elle, je pense à ceux qui n'ont pas eu sa chance, à ceux qui sont partis beaucoup plus jeunes et beaucoup moins sereinement. Je pense à ceux qui, parmi mes patients, s'en vont d'une longue et douloureuse maladie selon la formule consacrée des annonces mortuaires. Mes espoirs un peu fous d'il y a quinze ans renaissent avec les premiers résultats de l'E.G.F.

Les premiers à en recevoir furent ceux dont la fin était proche.

Parmi eux, ce fut en trois semaines pour une patiente une véritable résurrection vécue en milieu hospitalier et constatée par des confrères fort collaborants.

Serait-ce possible que le destin qui me fut si souvent favorable m'ait encore une fois tracé la voie? Serait-ce possible que ce remède soit le frein espéré à cette croissance incontrôlable des cellules cancéreuses et l'appoint recherché à cette action de longue haleine des ADN-ARN dynamisés? Je n'ose y croire et pourtant quelque chose au fond de moi m'a toujours donné la foi en la réussite.

Attendons les événements, sereinement et le plus objectivement possible; peut-être suis-je induit en erreur par un de ces revirements imprévisibles que chacun de nous a déjà vécus dans sa profession. Mais il est difficile de ne pas participer à l'euphorie de cette malade et de son entourage; l'objectivité que je suis contraint de manifester pour tempérer ces espoirs excessifs pourrait faire croire à de la froideur, alors qu'intérieurement je suis encore plus enthousiaste qu'eux. Jamais jusqu'à présent je n'ai été blasé dans ma profession, que je trouve exaltante, et même mes échecs ont été l'aiguillon me poussant à faire mieux. Je me souviens de ce patient fort sympathique dont la jovialité communicative m'amena à minimiser à deux reprises ses symptômes pourtant fort évocateurs. Cinq ans ont passé et je m'en veux comme au premier jour.

Quatre mois perdus dans le diagnostic d'un cancer rectal ne changent rien évidemment au pronostic d'une affection sournoisement installée depuis neuf ou dix ans si on remonte à la première cellule tumorale. Ce n'est pas non plus la vexation de se voir imposer un diagnostic par un tout jeune confrère de la famille qui fit procéder à l'examen radiologique qui s'imposait. Ce qui me fit de la peine, c'est la réaction négative du patient qui refusa le complément thérapeutique que je lui proposai en supplément de l'intervention obligatoire et cela malgré la lettre que j'écrivis à son épouse en faisant fi de tout sentiment d'humiliation. Je suppose que l'entourage médical n'aura guère ménagé l'homéopathe qui était passé à côté du diagnostic et se sera bien gaussé de son traitement parfaitement inconnu et a priori suspect. Quand j'appris son décès, ce fut évidemment pour moi un sentiment d'échec cuisant mais surtout une ferme résolution que plus jamais je ne perdrais le sens de la stricte objectivité dans l'interprétation des symptômes. Laissons ces souvenirs pénibles, une vie de médecin n'est hélas! pas faite que de joies.

Un an de confidences à ce manuscrit, c'est l'occasion d'un regard en arrière. Le bilan est positif; même s'il a fallu y mettre toute mon énergie, chaque occasion a été une pierre de plus à l'édifice qui lentement mais sûrement prend forme. Quand il sera sous toit, je crois que je ne serai plus seul pour le parachèvement. Déjà maintenant une équipe me seconde efficacement et cela me réconforte de savoir la relève assurée. Mais ce n'est pas suffisant, il faudra que cette lutte contre le cancer porte non seulement ses fruits chez les patients que nous traitons mais qu'elle soit largement diffusée pour que des centaines de milliers d'autres puissent à leur tour en bénéficier. Est-ce utopique? Je crois que non, je sens que c'est non, car rien ni personne ne m'arrêtera.

Pourvu que je garde santé et dynamisme pour arriver à mon but.

12

PROPOS DE VACANCES

Me voilà en Suisse pour ma semaine annuelle de neige. J'ai bien failli en ramener une peu glorieuse fracture. Réveillé en sursaut dans le wagon-lit par des douaniers qui tambourinaient à la porte du compartiment voisin, j'ai sauté de mon lit à moitié réveillé en oubliant que j'étais dans la couchette supérieure et je me suis retrouvé après un vol plané devant le douanier pour m'entendre dire sans la moindre excuse, que ce n'était pas notre compartiment qui était visé.

Curieuse démocratie ! On s'adjoint des policiers pour se protéger et on récolte des P.V. pour parking illicite ; des douaniers pour s'opposer aux fraudeurs professionnels et on vous réveille pour des contrôles tâtillons ; des agents du fisc pour financer le cadre social de son choix et on se fait dépouiller par des contrôleurs qui ne voient en vous que des gredins potentiels.

Mais j'oublie que je suis en vacances : pensons à des choses plus gaies. D'autant plus que je vais avoir huit jours pour terminer toutes mes lectures entamées à la fois, mettre la dernière main aux communications et protocoles à remettre à mon retour et me détendre à faire la causette avec vous.

J'ai retrouvé ici nos amis habituels. Ils m'ont rappelé le cas de leur petite fille. Elle avait dépassé le cap fatidique d'un an quand on diagnostiqua une hypothyroïdie congénitale. Le pédiatre qui la suivait n'avait pas réalisé la portée des symptômes que lui rapportaient les parents et le diagnostic ne fut posé qu'à l'âge de treize ou quatorze mois, trop tard pour espérer récupérer le handicap définitif que cela représente. Ne jetons pas la pierre, chacun a de quoi battre sa coulpe en médecine, à part les imbéciles qui ne le réalisent pas et les fats qui s'empressent d'oublier leurs insuffisances pour mieux monter en épingle celles de leurs confrères. Les parents et les grands-parents étaient atterrés du sombre pronostic que cela représentait au point de vue physique et intellectuel pour cette petite et je ne pouvais rien leur promettre de mon côté. Le traitement endocrinien avait bien sûr été mis en œuvre sitôt le diagnostic posé mais rien ne s'était modifié deux à trois mois plus tard. J'avais conseillé de la montrer à un de mes amis, pédiatre homéopathe, qui avoua aux parents l'inutilité d'un traitement homéopathique en pareil cas. Ne pouvant admettre cette vie ratée sans rien tenter, je me résolus à lui prescrire mes ADN-ARN qui s'étaient déjà révélés efficaces dans la restauration de lésions apparemment définitives.

Nous eûmes tous la joie d'assister après un mois à une récupération de plus en plus marquée. Elle a maintenant dix ans, personne ne pourrait lui trouver le moindre handicap physique et au contraire, sur le plan intellectuel elle fait l'admiration de tous.

Il s'agit bien sûr d'une rareté, je n'aurai probablement plus l'occasion de traiter une agénésie thyroïdienne à ce stade et, si je cite cette observation, c'est bien sûr parce qu'elle est exemplaire mais aussi dans l'espoir d'en informer le confrère qui aurait un jour l'occasion d'aider un cas semblable.

Je me suis depuis lors posé la question à plusieurs reprises: y aurait-il intérêt à prescrire ces médicaments aux enfants pendant cette période d'éveil privilégié? On sait l'importance définitive que représente la maturation du cerveau à cet âge-là, on sait qu'à deux ans, trois ans, les capacités intellectuelles de base doivent être acquises, les synapses entre les cellules cérébrales se sont établis, les possibilités d'engrangement ultérieur sont fixées presque irrémédiablement. Serait-ce efficace, serait-ce souhaitable, serait-ce sans risques?

Toutes ces questions sont sans réponses puisque c'est à moi, le père spirituel de cette thérapeutique, qu'on devrait les poser et que je n'ai aucune référence. Je crois en toute conscience que je devrai en faire l'expérience le jour où un enfant de cet âge me paraîtra défavorisé sous l'angle intellectuel; il y a peut-être là une richesse inexplorée et je m'en veux de mes scrupules puisque j'ai maintenant suffisamment d'expérience pour manier ces médicaments sans arrière-pensée.

On pourrait croire que je me fais beaucoup d'illusions au sujet de cette thérapie ; je crois au contraire que je la sous-estime et que je devrai explorer plus systématiquement ses indications.

Je faisais allusion plus haut aux possibilités de restauration qu'elle a manifestées. Je me souviens d'un confrère chirurgien qui s'y était intéressé il y a quelques années ; voyant mes résultats il me soumit le cas d'un de ses patients, un grand brûlé : il avait passé le cap redoutable et avait survécu à l'étendue assez considérable de ses lésions dont certaines ne prétendaient pas cicatriser après deux ans, malgré les nombreux essais de greffes. C'est alors qu'il tenta un dernier essai en soumettant préalablement ce patient au traitement par ADN-ARN et ce fut une très belle réussite : toutes les greffes se mirent à proliférer et à couvrir définitivement les plaies interminables.

Ces remèdes sont encore pour moi source d'émerveillement, mais ils continuent à me poser beaucoup de questions. Ils ne sont certainement pas anodins et je mets en garde mes confrères contre leur emploi intempestif dans des traitements de longue haleine.

À part les cancers et les hépatites agressives d'origine virale, il ne faut les employer qu'à bon escient pour une durée limitée, en tout cas jusqu'à nouvel ordre. Leur efficacité même me rend très circonspect quant à la diffusion et la stimulation cérébrale qu'ils procurent ne me paraît pas une indication suffisante pour leur emploi chez les étudiants, à part pour une éventuelle durée très limitée, de quoi passer un cap très difficile.

Cette stimulation cérébrale sera par contre très appréciée chez les enfants retardés et j'ai plusieurs exemples de petits handicapés qui en ont retiré un réel profit. Mais, bien sûr, tout est relatif et des lésions irréversibles constituées depuis des années ne peuvent pas être restaurées.

Dans tous les cas où existent des lésions encore réversibles de tissus nobles, il ne faut pas hésiter à recourir à ces médicaments et les fractures auxquelles j'assiste ici, cette année où les chemins sont particulièrement verglassés, me rappellent cette indication, tout comme les ostéoporoses chez les vieillards ou les séquelles osseuses de traitement cortisonique dont la consolidation est facilitée par ces produits.

En tant qu'homéopathe, il m'est arrivé souvent qu'après une prescription particulièrement bien réussie, le patient réagisse spectaculairement à son remède simillimum (*). On assiste à ces occasions à une modification qui peut être étendue à toute la personnalité du sujet, depuis ses plaintes physiques qui s'envolent en fumée jusqu'à son dynamisme accru et même, aux dires de son entourage, à son comportement. Mes confrères homéopathes me comprendront difficilement, eux qui ont vécu des cas semblables, si je leur dis que mes succès lentement progressifs vers la guérison d'une maladie apparemment irréversible me satisfont infiniment plus.

Ce sont des considérations de ce genre qui me font parfois regarder comme organiciste, voire même matérialiste par Janine Fontaine qui me fait l'honneur d'une critique dans son livre *La médecine des corps énergétiques*. Pourtant si elle me connaissait, elle n'aurait pas imaginé que je puisse être matérialiste. Où est donc le malentendu? Comment, dans certaines publications, ai-je pu apparaître ainsi à ses yeux?

J'appelle à la rescousse quelqu'un qui ne risque certes pas cette étiquette de matérialiste puisqu'il s'agit de Teilhard de Chardin. Dans le *Phénomène humain*, il essaie de transposer dans les mots ce que chacun de nous ressent confusément. Je vous disais que tout est énergie, la matière comme le vivant. Lui, franchit un pas de plus en disant qu'il y a une conscience en tout, même dans la matière. Le pré-vivant n'est qu'une poussière de particules mais reliée entre elles par une énergie d'ensemble, la « conscience » de la matière. Nous passons ainsi dans l'univers de stades matériels à « dedans » très pauvre, soumis à des lois mathématiques: c'est le domaine de la physico-chimie — à des groupements très complexes à « dedans » de plus en plus riche jusqu'à l'humain: c'est le domaine de la biologie. Il oppose de la même manière l'énergie matérielle à l'énergie spirituelle et assimile du fait même la biologie à cette énergie du vivant, à cette énergie « spirituelle ». Le rapport est très étroit entre les deux; « Pour penser, il faut manger » nous dit-il; « Mais que de pen-

(*) Voir glossaire en fin de volume.

sées diverses en revanche pour le même morceau de pain ! ».

Pour Teilhard de Chardin, assimiler un phénomène à une loi biologique, c'est l'assimiler à une interprétation énergétique propre au vivant. Nous sommes loin de l'étiquette matérialiste de Janine Fontaine. Je ne vois pas pourquoi il faudrait renoncer à une explication biologique, à une explication énergétique, pour les remplacer par une interprétation philosophique, immatérielle, éthérée. Je n'éprouve pas le besoin de me mettre sur la pointe des pieds pour ramener à la hauteur du patient son corps éthérique qui s'en est trop éloigné... !

Il est essentiel qu'entre membres d'une même profession on puisse parler le même langage, sinon nous en revenons à la tour de Babel ; le domaine médical me paraît suffisamment complexe en lui-même sans qu'on y introduise ce complément d'incommunicabilité.

13

GARDONS LES PIEDS SUR TERRE

Ce fut toujours pour moi un leitmotiv. Sans doute mes origines paysannes ont-elles ancré en moi définitivement ce besoin de bon sens élémentaire, et je suis persuadé qu'en maintes occasions ce bon sens a prévalu avec beaucoup d'à propos sur mes connaissances médicales.

Si je tiens à le préciser, c'est avant tout à l'intention des confrères pour qui le fait de pratiquer l'homéopathie est a priori un non-sens. Quand on me parle d'un domaine que je ne connais pas, je me garde bien d'avoir une opinion toute faite et la réponse qui m'a toujours paru la plus intelligente en pareil cas c'est: «Je ne sais pas». Mais c'est le genre de réponse que beaucoup ne parviennent pas à proférer, voilà pourquoi on dit et écrit tant d'âneries, en médecine comme ailleurs. Et pourtant, pour celui qui se targue d'être scientifique, est-il pire insanité que d'avoir un avis, positif ou négatif peu importe, dans un domaine qu'il n'a jamais exploré?

C'est sans doute aussi cette attitude mentale qui m'a toujours empêché de décoller — un terme très voisin conviendrait peut-être mieux — vers des théories éthérées chères à certains de mes contradicteurs. Que notre organisme, et de ce fait nos pathologies soient essentiellement d'ordre énergétique, j'en suis persuadé. Que nos thérapeutiques, particulièrement l'homéopathie, se doivent d'en tenir compte et de se ranger sur la même longueur d'onde, j'en suis convaincu également. Mais que depuis toujours — et particulièrement depuis Einstein — matière est énergie et vice-versa, cela me paraît tout aussi fondamental.

Hahnemann a bien entendu été imprégné de la philosophie vitaliste de son époque, cela me paraît tout à fait normal. Mais il est malgré tout très significatif que sa première allusion à ce concept ne figure que dans la 4e édition de l'*Organon*. Avant cela, toute l'infrastructure et toute la doctrine homéopathiques avaient été élaborées sans que son père spirituel ait ressenti la moindre obligation de faire référence à un quelconque principe vital.

Vraisemblablement Hahnemann était tellement convaincu de la primauté de l'esprit sur la matière qu'il ne ressentait pas le besoin de mépriser le côté matériel et de lui dénier toute intervention dans les mécanismes de la santé et de la maladie. La biologie explique très bien tous ces phénomènes de physiopathologie et, même dans les cas fréquents où le point de départ est d'ordre psychologique, le mécanisme une fois déclenché, toutes les voies anatomiques et humorales expliquent amplement tout le processus. L'origine psychique des états morbides est beaucoup plus fréquente qu'on ne l'imagine habituellement et l'homéopathie a l'immense avantage de pouvoir y remédier par des remèdes spécifiques et même adaptés au type d'agression psychique. Soyons satisfaits de cet atout énorme de notre thérapeutique mais limitons à cela notre particularité et n'inventons pas un quelconque esprit immatériel à notre intervention médicamenteuse.

Quand, à la fin de sa vie, Hahnemann a fait allusion à ce terme «immatériel», la limite entre impondérable et immatériel semblait très floue. C'est peut-être dans ce contexte qu'a pris naissance cet accident de parcours qui contraste tellement avec le côté expérimental de toute sa vie de médecin. Il a voulu manifestement se couper de la médecine matérialiste qui lui avait été enseignée et d'une tendance technologique qui se profilait à l'horizon de la profession.

En parlant de force vitale il ne voulait pas se situer sur un plan différent de l'âme et du corps mais au contraire mettre l'accent sur l'interpénétration du spirituel et du matériel, sans verser vraiment dans la philosophie vitaliste(*).

En cela, il rejoignait la culture grecque et les philosophies orientales, qui faisaient partie des bases de sa grande érudition. En Grèce, l'école de Milet en Ionie mettait déjà l'accent, au VIe siècle avant Jésus-Christ, sur l'unité de toutes choses. Toutes les écoles de spiritualité orientale soulignent, encore de nos jours,

(*) Voir glossaire en fin de volume.

cette unité fondamentale que nous retrouvons aussi dans l'homme biblique de la philosophie chrétienne.

14

LE COMPUTO : UNE RÉALITÉ FONCTIONNELLE

J'ai publié à diverses reprises mon interprétation personnelle de cette conception énergétique ; elle correspond pour moi à une stricte réalité fonctionnelle qui ne demande que les instruments de son objectivation.

Il est difficile de reprendre ici toute cette théorie car elle serait assez hermétique pour certains de mes lecteurs non-médecins. J'y ai introduit la notion et le terme de « computo », emprunté aux travaux de Morin. Il s'agit de la première personne du singulier du verbe latin « computere », qui exprime la faculté de la cellule à appréhender les informations de son environnement et à les intégrer dans son assise informative dirigée par l'ADN (schéma 1). C'est en effet ce dernier qui constitue l'ordinateur de la cellule grâce à ses fonctions satellites : d'une part le complexe HLA (*) qui représente le « moi » biologique sur la base duquel fonctionne notre système immunitaire et, d'autre part le métabolisme cellulaire dirigé par l'ADN via la synthèse des protéines au niveau des ribosomes (*) sous la dictée de l'ARN messager (*) (schéma 2). Ce « computo » correspond donc à une entité biologique élémentaire, base d'une subjectivité vivante à opposer au « cogito » de Descartes, base d'une subjectivité consciente. Cette entité biologique est unique puisqu'un système HLA personnalisé, composant de l'ADN, n'a pas son sosie au monde sauf chez son jumeau univitellin.

Il ne s'agit pas du tout d'une vue de l'esprit mais d'une réalité biologique ; elle est à la base d'une conception énergétique permettant la compréhension de tous les mécanismes neurophy-

(*) Voir glossaire en fin de volume.

siologiques et elle peut même expliquer l'essence de la conception homéopathique. Si tous les « computo » cellulaires élémentaires sont, par définition, identiques au sein d'un organe, ils forment ensemble fonctionnellement un seul et même « computo » d'organe. Cette notion peut être étendue aux « computo » cellulaires d'un même tissu réparti dans des organes différents, tous ensemble réalisent un « computo » de fonction répondant globalement aux sollicitations qui les concernent. Qu'il y ait une hiérarchie dans la commande de notre organisme, chacun en conviendra aisément, de même que chacun accordera la primauté à nos cellules cérébrales qui auront non seulement leur « computo » spécifique au niveau cellulaire mais aussi au niveau de leur ensemble constituant un « computo » directif (schéma 3). Cette spécificité a une base bien définie. À partir du moment où chacune de nos cellules nucléées, quoique possédant le même ADN, n'est sollicitée que par les séquences qui y sont exprimées, on comprend aisément que l'individualité de chaque « computo » d'organe est une notion obligée. C'est d'ailleurs la spécialisation de chaque cellule qui détermine quelles séquences pourront s'y exprimer ; l'inverse est vrai aussi, car la conformation anatomique des cellules d'un même organe a été la conséquence au niveau embryologique de l'expression ou non de certaines séquences de l'ADN de la cellule souche de cet organe. La relation entre ces « computo » locaux au niveau cellulaire, régionaux au niveau organe ou fonction d'un même tissu, et centraux au niveau cérébral, se fait par la voie anatomique du système nerveux et par les neurotransmetteurs.

Les interdépendances entre organes empruntent les mêmes voies ou la voie hormonale, les interdépendances entre cellules élémentaires ont recours en plus à des médiateurs locaux comme les prostaglandines.

Si chaque rouage apparaît relativement simple malgré sa complexité de détails, l'interdépendance de tous ces rouages aux niveaux locaux, régionaux et centraux réalise une machinerie informative merveilleuse dont chaque élément surtout au niveau cérébral constitue à lui seul l'équivalent d'un ordinateur sophistiqué. Jusqu'ici, malgré la primauté bien établie du spirituel et du mental, il n'est pas nécesaire de faire apparaître un quelconque principe vital(*) et la meilleure preuve qu'on puisse en donner, c'est que certains de ces rouages continuent à fonctionner un certain temps après la mort.

Il existe d'ailleurs un état privilégié — si l'on peut employer ce terme en pareil cas — qui démontre très bien cette notion, c'est le coma dépassé. Cet état végétatif chronique résulte généralement d'accidents de la route, de tentatives manquées de suicide, d'affections vasculaires cérébrales, de complications en cours d'anesthésie. Les patients sont totalement inconscients, leur survie n'est assurée que grâce au maintien artificiel de la circulation et de la respiration et par l'administration de substances nutritives par voie intraveineuse. Non seulement il y a absence totale de réflexes nerveux mais aussi de perte des trois fonctions végétatives fondamentales se manifestant par l'arrêt respiratoire, le collapsus circulatoire et le dérèglement thermique. Le tracé électroencéphalographique de ces patients est plat, il faut d'ailleurs s'en assurer par au moins deux tracés pris à six heures d'intervalle. Ces états sont considérés par certains comme de «parfaits modèles biologiques» pour tester des médicaments ou des techniques opératoires et instrumentales. Certains de ces patients ont même servi pour des essais thérapeutiques par circulation croisée avec des malades atteints d'hépatite fulminante! (On voit jusqu'où certains reculent leurs limites de l'éthique. Nous sommes loin des médecines douces!)

Les examens au scanner montrent, dans ces cas, des lésions au niveau des hémisphères cérébraux, au-dessus du tronc cérébral qui demeure en général préservé.

Les patients ont donc conservé leurs «computo» cellulaires au niveau local et leurs «computo» d'organes aux niveaux régionaux, mais leur computo directif a été détruit au niveau cérébral supérieur. Ces états illustrent donc bien l'existence, indépendante jusqu'à un certain point, de ces différents niveaux biologiques et de la primauté du computo cérébral directeur dans cette optique purement biologique.

Je n'ai rien d'un matérialiste, ni dans ma manière de vivre, ni dans mes contacts avec autrui et moins encore dans ma vie intérieure, mais je suis bien conscient que la philosophie n'a rien

(*) Voir glossaire en fin de volume.

à voir ni dans cette harmonie biologique, ni dans l'impact que doit avoir à ce niveau un traitement médicamenteux, qu'il soit ou non homéopathique.

Nos conceptions d'ordre philosophique ou religieux n'ont rien à voir dans l'explication de cette machinerie, même si sa perfection porte l'empreinte d'un Principe créateur qui force notre admiration et notre reconnaissance.

Quel est au-dessus de tout cela l'impact spirituel?

Quelle est l'incidence ou l'obligation de son dérèglement initial se transmettant à tout cet édifice biologique?

Quelle est la possibilité, la réalité et l'importance du mécanisme inverse transmettant le déséquilibre local à toute la machinerie, si bien réglée soit-elle dans tous ses feed-back régulateurs?

Je laisse à d'autres, sans doute plus qualifiés ou peut-être moins soucieux de la portée éventuelle d'erreurs, le soin d'élaborer une hypothèse dans cette voie truffée d'embûches.

Aux médecins homéopathes qui souhaitent connaître la relation possible entre cette notion de «computo» et l'homéopathie, je puis remettre un tiré-à-part d'une étude qui illustre:

— la maladie localisée correspondant à la partie déréprimée du computo périphérique, équivalente à cette même partie du computo central altérée par la maladie (schéma 4);

— l'action du simile(*) au niveau périphérique (schéma 5);

— l'action du simillimum au niveau central d'où son action centrifuge en loi de Hering (schémas 5 et 7);

— l'explication de la loi de similitude par la création au niveau cellulaire de récepteurs particuliers, synthétisés dans le cadre de la réaction à la maladie et adaptés aux remèdes qui s'indiquent dans ce même cadre réactionnel symptômatique;

— les mécanismes de métastase morbide, de suppression et de palliation (schéma 6).

Il ne m'est bien entendu pas possible de développer ici des notions aussi spécialisées et obscures pour la majorité des lecteurs.

(*) Voir glossaire en fin de volume.

Schéma n° 1

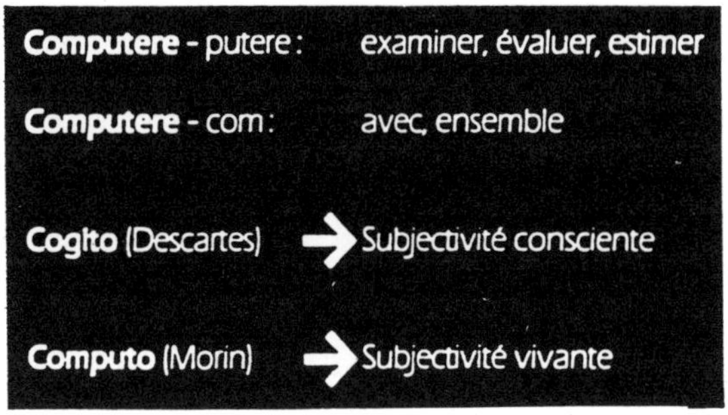

schéma n° 2

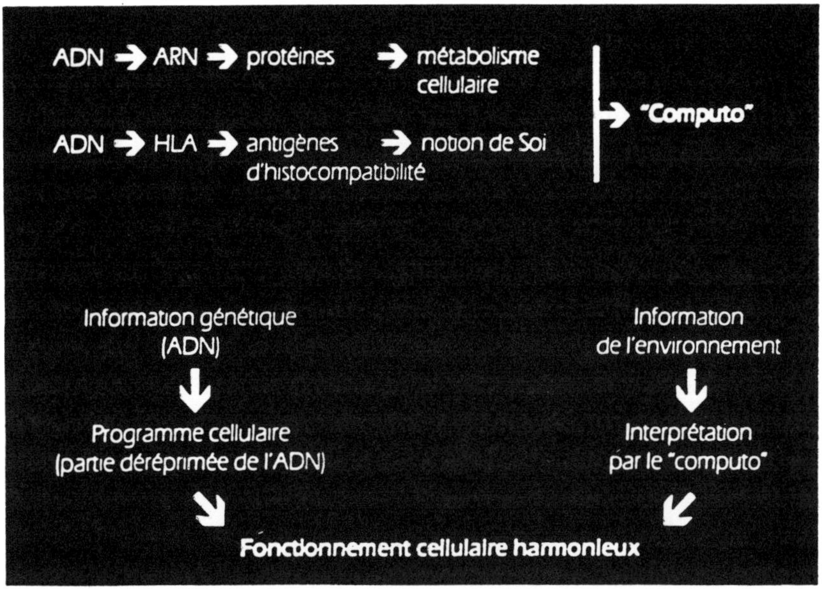

Schéma 3

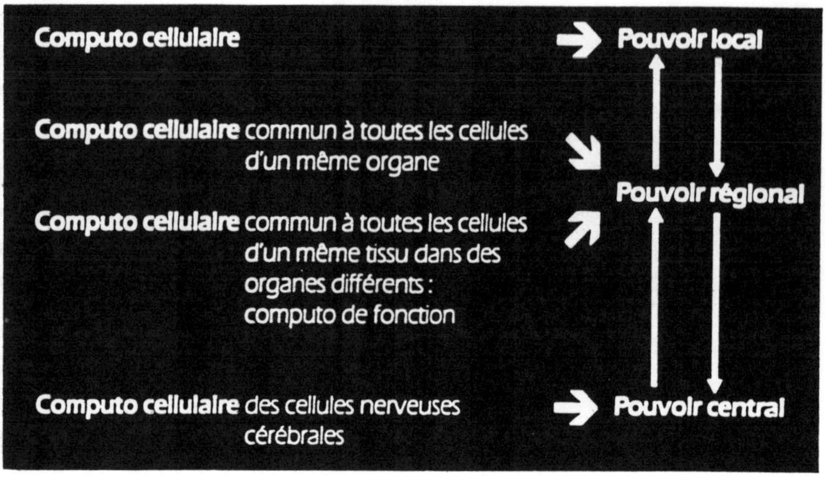

Schéma 4

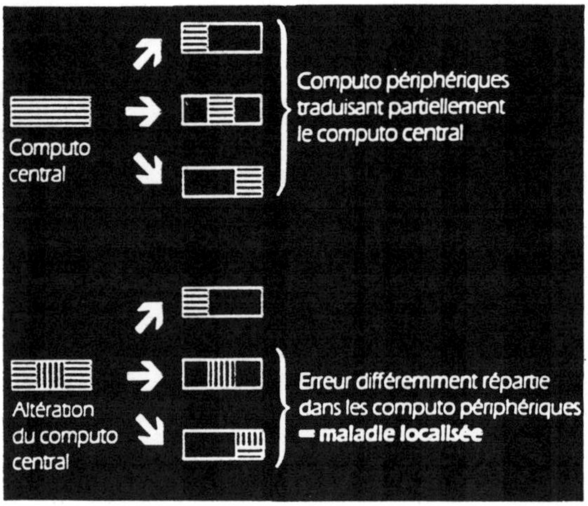

Schéma 5

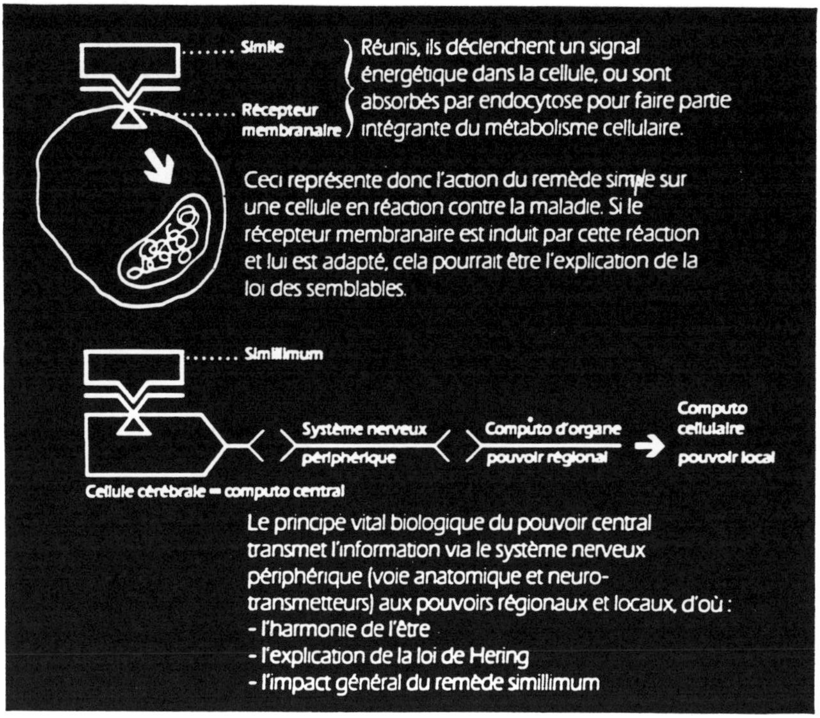

Schéma 6

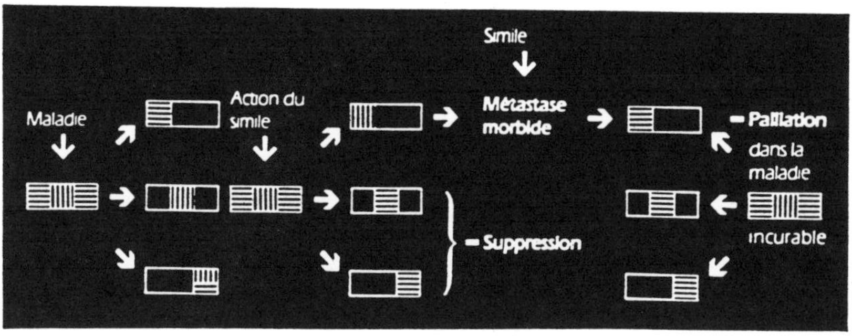

Schéma 7

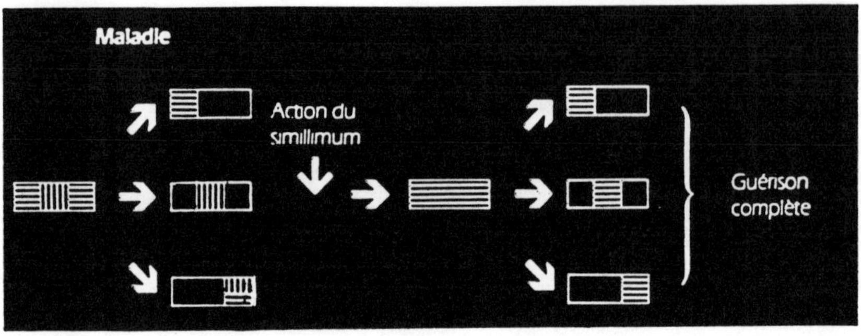

15

LE «MIRACLE» INFORMATIF

Le peu que nous en connaissons me force déjà à employer cette hyperbole. Et pourtant, il ne s'agira ici que de mécanismes élémentaires au niveau de la cellule, même la plus humble de cette myriade incommensurable qui compose notre organisme.

La base, je vous l'ai dit, c'est notre ADN. C'est lui qui, via ses composants HLA, va imposer notre image du «soi», notre marque de fabrique individuelle qui n'a pas son pareil sauf, je vous l'ai dit, pour les jumeaux vrais.

C'est en fonction de cette image spécifique qu'il donnera des directives contre tout ce qui n'est pas conforme à cette image au niveau cellulaire. À un échelon plus élevé, au niveau régional de fonction, cela se traduira par toute la stratégie de notre défense immunitaire. Sur cette base informative se fera l'acceptation ou le refus de toute substance qui se présentera aux frontières de l'unité fonctionnelle élémentaire qu'est la cellule. On peut en effet imaginer dans les petits vaisseaux capillaires le défilé de tous les éléments figurés du sang baignant dans le plasma qui véhicule en plus toutes les substances élémentaires susceptibles de diffuser dans les espaces intercellulaires où nous les retrouvons se bousculant contre les membranes bordant ces espaces. Il ne suffit pas de s'y bousculer pour y pénétrer, car ces frontières restent hermétiques à certains constituants et au contraire largement ouvertes aux substances qui peuvent y pénétrer. Le mot de passe? Pour nous, homéopathes, c'est une des multiples confirmations de la justesse de notre conception que nous retrouvons en biologie moléculaire, car ce mot de passe est le principe de similitude. Tapissant la membrane cellulaire, un grand nombre de constituants y jouent un rôle de récepteurs(*). Si l'une des substances flottant dans l'espace intercellulaire vient en contact avec un des déterminants membranaires ayant une conformation chimique proche de la sienne, il y aura union entre les deux. Cela déclenchera un signal dans la cellule. Si, nous verrons comment, le récepteur reçoit en retour le feu vert, il accompagnera cette substance dans la cellule où il la libérera si sa conformation chimique et son message le permettent, ou bien il la conduira à une autre frontière, parfois à la membrane du noyau mais le plus souvent à la membrane d'un organite intracytoplasmique, la vésicule lysosomiale(*). Le même mécanisme de récepteur le plus semblable permet le passage éventuel de toutes ces barrières intracellulaires.

Dans cette vésicule lysosomiale dont elle aura franchi la frontière, notre substance d'origine alimentaire par exemple, va être dégradée par les enzymes parfois très virulents que contiennent ces vésicules, d'où le danger mortel pour la cellule quand ces membranes endommagées libèrent leur contenu caustique dans le milieu intérieur.

Une fois dégradés, ces produits vont être à nouveau déversés dans le cytoplasme cellulaire pour y servir de matériau de construction au niveau des chaînes de montage que constituent les ribosomes, ou servir de combustible aux centrales énergétiques que sont les mitochondries(*). S'ils sont directement assimilables dans l'une ou l'autre destination, le séjour au « purgatoire » lysosomial ne sera pas nécessaire. S'il s'agit d'hormones, prostaglandines ou autres messagers, leur destination sera différente, ce sera toujours la plaque tournante de l'ADN qui en décidera.

Franchissons donc, pour en savoir plus, la membrane qui délimite le noyau au sein du cytoplasme. Nous y trouvons un terrain hérissé de blocs d'hétérochromatine. Dans chacune des cellules nucléées, donc toutes excepté les globules rouges, nous trouvons ce minuscule noyau de dix microns et, c'est à peine imaginable, dans cet espace archiminuscule se loge notre filament d'ADN qui dans l'espèce humaine atteint de 1,70 m à 2 m !

Si nous pouvions mettre bout à bout l'ADN déroulé de toutes les cellules de notre corps, nous aurions la distance astronomique de 600 fois celle du soleil à la terre. L'infiniment petit

(*) Voir glossaire en fin de volume.

côtoie l'infiniment grand, une belle image de notre grandeur cosmique dont cependant nous ne constituons en réalité qu'une minuscule parcelle.

Certaines protéines, les histones, ont le mérite de parvenir à empaqueter notre ADN pour réaliser ce tour de force en constituant avec lui un complexe dénommé chromatine, capable de se loger sans mal dans cette minuscule niche.

Vous le savez, ce sont des séquences d'ADN qui constituent les gènes; il y en a approximativement 100.000 qui se succèdent tout au long de l'ADN humain, dont la plus grande partie est muette en apparence. Ce travail de décryptage a été réalisé par de très nombreux cytogénéticiens. Ils ont précisément négligé tout ce qui dans l'ADN leur paraissait muet, dépourvu de ces moyens d'expression qui sont les gènes.

Certains d'entre eux ont même considéré comme déchets ces séquences alternées et répétées d'ADN qui ne sont pas transcrites en ARN. Cet ADN répétitif est précisément le matériau de ces blocs d'hétérochromatine constitutive que nous trouvons aux frontières du noyau; s'il s'y trouve, ce n'est pas pour y jouer le rôle de casse-pieds de mes douaniers du wagon-lit, mais pour y jouer le rôle de sentinelles vigilantes qui vont notamment capter les messages en provenance de la membrane cellulaire, dont celui émis lors de l'union de notre substance de tout à l'heure avec son récepteur. On pourrait croire que l'information génétique de notre ADN est rigide, qu'à la limite on devrait laisser tomber les bras en disant que, quoi qu'il arrive, c'est notre ADN qui l'aura déterminé: à quoi bon apporter son grain de sel à ce que sera demain?

Heureusement non; toutes les caractéristiques déterminées par moitié par les composants d'ADN d'origine paternelle et par moitié par ceux d'origine maternelle ne sont que des potentialités, des devenir en puissance que beaucoup d'autres facteurs viendront corriger dans le bon ou le mauvais sens.

Bien sûr, des désirs impératifs de notre mère n'auront pu changer la couleur de nos yeux pendant les neuf mois de notre existence intra-utérine, mais l'environnement aura pu néanmoins modifier certains éléments de notre phénotype, donc ce que nous sommes devenus par opposition à notre génotype, c'est-à-dire ce que nous étions en potentialité.

Il en est de même au niveau cellulaire. Je l'ai déjà dit, si chacune de nos cellules nucléées contient le même ADN dans sa totalité, celui-ci ne s'exprimera cependant que très partiellement et c'est en fonction de la spécialisation de chacune d'elles qu'il pourra libérer l'information de certaines des séquences, la majorité d'entre elles restant réprimées, muettes au sein de cette cellule. Cette disparité d'expression au sein de l'ADN, en fonction des divers types de cellules, introduit un coefficient de souplesse dans la fonction du code génétique.

Mais, même au niveau des parties exprimées de l'ADN, il existe un mécanisme informatif supplémentaire qui ouvrira certains tiroirs et en fermera d'autres et qui imposera une rotation dans ces ouvertures et fermetures de l'information. Ce code surajouté, c'est à nouveau l'ADN répétitif qui en est chargé ; il constitue en quelque sorte le micro-ordinateur de l'ADN au sein de chaque cellule. Le résultat est que, au lieu d'un orchestre rigide, nous aurons plutôt une formation souple obéissant à un chef d'orchestre très nuancé dans l'interprétation. Cette information complémentaire par l'ADN répétitif a recours à des métaux qui se fixent dans la chaîne de l'ADN ; nous en verrons l'intérêt.

Nos sentinelles ont donc bien capté le message qui, cheminant dans l'ADN répétitif, atteint la séquence concernée. Elle donne en retour le feu vert retransmis dans l'autre sens jusqu'à la membrane cellulaire au niveau du « guichet » correspondant, où le récepteur, telle l'ouvreuse du théâtre, jouera le rôle que nous avons décrit plus haut. Le même processus sera valable pour d'éventuels médicaments qui se baladent dans les espaces intercellulaires. Nous pouvons même y croiser des remèdes homéopathiques, pourquoi pas ? Pour eux interviendra peut-être un mode d'accès un peu différent.

Bien sûr, on sait que des médicaments déterminés trouvent leurs récepteurs à la surface de certaines cellules bien spécifiques ; des travaux admirables ont mis cela en évidence. Bien sûr, le même mécanisme joue vraisemblablement pour les remèdes homéopathiques et je serais tenté de croire que ce chemin est beaucoup plus aisé pour les ADN-ARN qui trouvent beaucoup plus facilement que d'autres les déterminants ayant la même conformation physico-chimique adéquate à leur réception.

Mais j'imagine volontiers une voie complémentaire. Elle emprunterait l'autre fonction principale du computo axée sur l'ADN, la voie métabolique. J'ai déjà fait allusion au fait qu'un gène s'exprime par l'élaboration d'une protéine. Pour cela, il va recréer, à l'aide d'une enzyme, l'image en miroir de la séquence d'ADN qui constitue sa propre substance. Cette image conforme à lui-même, c'est de l'ARN et on lui donne le nom d'ARN messager (*), car cet ARNm va sortir du noyau et porter le message dans le cytoplasme au niveau des ribosomes, dont nous avons dit qu'ils constituent les chaînes de montage des protéines. Les ribosomes vont en effet lire ce message de l'ARN qui s'accole à eux et qui leur amène avec l'aide d'autres ARN (de transfert) les acides aminés présents dans le cytoplasme.

C'est suivant un code bien élucidé et spécifique à chaque protéine que sera édifié le complexe d'acides aminés qui la constitue. Cette protéine servira soit de matériau pour l'édification de cellules filles, soit d'enzyme pour activer les diverses réactions métaboliques.

Nous avons vu que la membrane cellulaire est tapissée de protéines particulières qui y jouent le rôle spécifique de récepteurs. Ces déterminants membranaires ont dû être synthétisés au niveau des ribosomes. Leur fabrication s'est donc faite selon un canevas préétabli pour une cellule saine de cette lignée. Quand la maladie s'installe dans la cellule, elle entraîne des modifications dans beaucoup de domaines, mais surtout au niveau métabolique, en fonction d'informations adaptées à ce nouvel état.

Il en résulte notamment que nous trouverons des récepteurs modifiés en fonction de la maladie et surtout en fonction d'une réaction à la maladie. Ces récepteurs font donc partie intégrante d'un ensemble réactionnel à cet état morbide qui englobe aussi les signes extérieurs, les symptômes individuels réactionnels à la maladie, ceux qui nous servent à déterminer le remède homéopathique qui y correspond. Il serait donc tout à fait normal que le remède choisi en fonction des symptômes réactionnels corresponde aux récepteurs nouvellement créés dans ce même cadre de réaction contre l'état morbide.

(*) Voir glossaire en fin de volume.

C'est ainsi que j'imagine la voie complémentaire permettant de façon spécifique la réception des remèdes homéopathiques au niveau de la membrane cellulaire.

Si la cellule est manifestement une merveilleuse machinerie, une usine miniature, il faut néanmoins admettre que, comme toute machine si ingénieuse soit-elle, ses rouages sont à la merci d'un grain de sable et c'est la panne : la maladie est là.

16

MÊME LES MACHINERIES BIOLOGIQUES TOMBENT EN PANNE

Hélas ! oui, nous sommes loin d'être parfaits. Notre « principe vital » n'est pas en cause, le grain de sable peut gripper la machine à l'échelle cellulaire. Heureusement, des cellules, il y en a tellement qu'il faudrait beaucoup pour que ce pépin local soit perceptible sous forme d'un malaise à l'échelle de l'individu tout entier. À moins que le grain de sable ne soit autoreproductible ou transmissible, qu'il s'agisse d'un virus, d'un microbe, d'une substance antigénique autoreproductible sous forme de cellules modifiées perturbant finalement l'image du « soi » de l'organe, ou d'autres cellules à potentialité cancérigène et c'est alors à rebours que s'étend la maladie, si les garde-fous ne sont pas suffisament solides.

Le grain de sable, c'est peut-être au niveau d'une cellule directive, une cellule cérébrale par exemple, qu'il grippe la machinerie et cette fois c'est par la voie d'une information erronée que les grincements se feront entendre. Il n'est pas besoin ici non plus de perturbation du « principe vital » pour comprendre ce qui s'y passe. Même si ce dérèglement fait suite à une cause psychique, nos cellules corticales capables d'analyser ce type d'informations impondérables y réagiront par des voies métaboliques que nous commençons à connaître et transmettront l'information pathologique éventuellement par les chemins spécifiques de « l'inhibition de l'action ». Ainsi s'installera en nous l'état de maladie secondaire à ce stress.

Matérialiste ? Je me défends de l'être, je l'ai déjà dit. Je constate que tout peut s'expliquer non pas le plus simplement du monde, mais néanmoins par des mécanismes découverts par des devanciers dignes de louanges. Pourquoi rester hermétique aux explications dont il nous ont démonté les mécanismes?

Même les maladies mentales peuvent actuellement être visualisées dans leur substrat organique. Une caméra à positrons couplée à un tomographe avec interprétation simultanée par un ordinateur incorporé peut montrer de manière violemment contrastée le déficit fonctionnel des zones cérébrales en cause. C'est surtout l'aspect métabolique de ces régions qui est en cause plutôt que l'aspect anatomique proprement dit. Le même mécanisme montrera par exemple une structure anatomique presque identique chez un vieillard scléreux en insuffisance cérébrale que chez un intellectuel à l'âge adulte. Mais par contre, dès qu'on sort d'une phase cérébrale totalement au repos et qu'on sollicite l'intellect de ces deux sujets, chez le vieillard l'image de départ persiste tandis que les besoins locaux en oxygène chez l'adulte en pleine capacité intellectuelle augmentent en flèche, ce qui colore intensivement l'image des sphères sollicitées par ce travail intellectuel. Un mécanisme du même type est responsable des différences percutantes entre un sujet normal et un autre atteint de maladie mentale ne se traduisant que par des symptômes psychiques. La base organique est flagrante et l'image crève les yeux.

Alors suis-je matérialiste quand je constate et admets l'organicité sous-jacente à ces symptômes psychiques? Tant que je reste dans le domaine purement intellectuel, que je jongle avec les idées, que je dialogue mentalement avec celles que d'autres me transmettent, je suis d'accord pour dire que mes cellules cérébrales ne servent que de supports à des fonctions qui dépassent cette assise matérielle. Ce domaine spirituel tellement riche, tellement gratifiant, est bien sûr d'une autre nature et, une part importante et la plus appréciée de mes activités se situe à ce niveau. N'est-ce pas suffisant? Faut-il absolument rester hermétique à tout prix et refuser le vocabulaire de nos interlocuteurs qui en savent dans leur domaine spécialisé plus que nous et ne comprennent pas notre attitude? Ou bien serait-ce la peur de leur insuffisance qui amène certains à se retrancher derrière un écran de mots, un hermétisme des idées, un refus de dialogue?

Permettez-moi une parenthèse pour préciser ma position.

Il ne s'agit pas pour autant de renier tout ce que nous avons de spécifique. Au contraire, je viens de participer à une table ronde avec des représentants de l'acupuncture, de la médecine manuelle et de l'ordre des médecins et j'ai été le seul à ne pas vouloir me ranger sous la bannière de la médecine classique sous prétexte de complémentarité. Au contraire, elle me paraît exclue, cette complémentarité, dans le domaine spécifique où les deux lois des contraires et des semblables entreraient simultanément en jeu pour concourir au même but. Dans ce secteur très restreint, car la médecine classique n'emprunte pas toujours la voie des contraires, viser le même objectif, à la fois par deux lois opposées, me paraît en effet incompatible.

Mais, je le répète, ce n'est pas une raison pour refuser d'avoir recours à des mots, des concepts susceptibles d'être compris de part et d'autre, ni pour vouloir se singulariser par des théories périmées, purement spéculatives, alors qu'existent des explications, prouvées par des méthodes accessibles à tous les membres d'une même profession.

J'en profite pour dire qu'en dehors des cas d'application stricte de la loi des contraires, je ne verrais aucun inconvénient à ce que la médecine classique s'adjoigne la thérapeutique homéopathique pour autant que ces confrères aient fait l'effort d'une formation sérieuse, poussée et prolongée en homéopathie. Les cas d'espèce sont beaucoup plus fréquents qu'on pourrait le croire a priori, car sortent du cadre de l'allopathie, au sens d'application stricte de la loi des contraires, toutes les thérapeutiques chirurgicales, toutes les applications des traitements de substitution par hormones, vitamines, sels minéraux divers... et j'en passe; y échappent aussi toutes les thérapeutiques physiques — physiothérapie et autres — et, bien entendu, toutes les mises au point qui mobilisent une bonne part des activités de tout médecin digne de ce nom, qu'il soit homéopathe ou allopathe.

Je reconnais très volontiers le caractère indispensable des examens cliniques et paracliniques, mais à condition d'éviter d'y avoir recours de manière systématique et irréfléchie. Certains confrères, même au niveau universitaire, semblent avoir perdu la possibilité de raisonner par eux-mêmes au bénéfice du raisonnement par la technique. Par contre, je demande instamment qu'en cas de recours au traitement homéopathique, on admette aussi la nécessité de son approche différente du patient.

Il ne pourra en aucun cas s'agir d'une thérapeutique par micro-doses sur base de l'approche habituelle du médecin classique. Celui-ci devra comprendre le caractère indispensable de l'approche privilégiée que lui apprendra l'étude de l'homéopathie. Il devra faire, dans la symptomatologie du patient, la part de ce qui appartient à la maladie et de ce qui relève de la réaction individuelle de ce patient contre sa maladie. Ce n'est qu'en fonction des symptômes strictement personnels du malade, réagissant à sa manière contre l'état morbide, qu'il pourra trouver le remède individualisé, le remède véritablement homéopathique convenant à la situation.

Après cette longue parenthèse, revenons au sujet que nous avons abandonné, la panne dans ce beau mécanisme de la santé. Et, puisque nous souhaitons rester sur ce terrain, nos connaissances nous permettent-elles d'intégrer dans cette approche informative le concept de la maladie et ses aspects propres à l'approche de l'homéopathie ? Empruntons ensemble le chemin en partant de la pathologie de l'ADN, et puisque c'est notre thérapeutique ARN-ADN qui est en cause ici, nous prendrons l'exemple de la pathologie cancéreuse.

Chacun de nous est confronté chaque jour à la notion de stress, soit que nous vivions une situation de ce type, soit qu'on nous en relate les méfaits. Sous l'angle médical, le stress désigne l'agression par toute situation impliquant une obligation de réponse, de changement, et ce mot englobe aussi la riposte de l'organisme à cette situation. La réponse est d'ailleurs standardisée dans notre physiologie avec, notamment, une réaction endocrinienne au niveau surrénalien permettant de faire front ou de fuir.

Ce qui est moins connu, c'est que la notion de stress existe également au niveau cellulaire et cela n'a rien à voir avec l'idée qu'on s'en fait dans le langage courant. Le stress cellulaire peut être tout à fait physiologique et, si nous prenons l'exemple d'une cellule végétale, il se produira par exemple à l'occasion de la floraison ou de la germination.

Ce stress peut être aussi de nature traumatique, d'ordre chimique ou physique — une période de sécheresse intense par exemple. Il peut aussi bien être d'ordre pathologique. Peu importe d'ailleurs, car dans tous les cas nous assistons ici à une réaction standard qui a son siège au niveau de l'ADN où se produisent :

— un processus de fragmentation de l'ADN accompagné d'un phénomène d'amplification pouvant correspondre à une augmentation de 40p.c. de l'ADN à l'induction de la floraison par exemple ;

— une transposition de séquences de l'ADN, donc des changements de place de ses différents segments ;

— un enrichissement en métaux avec fixation de métaux dans la chaîne de l'ADN.

Toutes ces réactions durent 48 heures chez la plante, 1/4 heure seulement dans la cellule animale et encore moins dans le cellule humaine. À l'occasion de ces transformations au niveau cellulaire, peut se faire la cancérisation de cette cellule.

Le stress terminé, s'il n'a pas entraîné la mort de la cellule par son intensité et s'il n'y a pas de présence d'autres causes de pathologie, tout rentre dans l'ordre au moment de la réplication de l'ADN, au moment de sa division, et nous retrouvons chez les cellules filles le même ADN qui toutefois en portera une marque résiduelle.

Mais, s'il y a, pendant cette période de bouleversement de l'ADN, présence de substances cancérigènes ou de virus oncogènes, il n'y aura pas de retour à la normale lors de la réplication (*) de l'ADN ; lors de son dédoublement, nous aurons alors deux cellules mutantes. Vu le phénomène d'amplification et de transposition de séquences dans l'ADN, nous aurons au niveau de l'ADN répétitif constituant le mode informatif surajouté, des séquences modifiées et une information perturbée. Ces cellules mutantes auront donc un nouveau code correspondant à un processus d'indifférenciation et de multiplication incontrôlée.

Si nous reproduisons, en culture de cellules, une situation identique, nous pouvons nous opposer au processus de cancérisation en introduisant dans cette culture de la bromodéoxyuridine qui est un analogue de la thymine. Celle-ci est une des quatre bases constitutives de l'ADN : la remplacer par un analogue qui n'a pas toutes les propriétés du matériau noble de base qu'est

(*) Voir glossaire en fin de volume.

la thymine, fait avorter l'édification de ces nouveaux ADN modifiés ; la croissance est donc stoppée et le processus de cancérisation l'est aussi du fait même.

Nous retombons dans cette notion d'analogie que nous connaissons bien puisque c'est la loi des semblables, la bromodéoxyuridine n'est donc ici qu'une application de l'homéopathie. Mais il existe d'autres semblables non pas à une base de l'ADN mais à l'ADN entier, ce sont les ADN-ARN dynamisés d'origine animale que nous employons en homéopathie. Ces ADN-ARN pourraient également interférer dans ces mécanismes de cancérisation débutante, soit en apportant un code informatif rectificatif, soit en reprovoquant dans l'ADN mutant un nouveau processus de stress et à l'occasion de ce nouveau « chambardement » rétablir l'ordre initial. Tout cela, bien sûr, n'est qu'hypothèses, contentons-nous de constater les effets curatifs obtenus. Je voulais simplement vous décrire ceci comme un prolongement possible, d'ordre thérapeutique cette fois, de l'analyse informative que je vous ai exposée.

Mais je crains d'être devenu fort hermétique pour beaucoup. Je clos ce chapitre d'autant que, demain, c'est déjà la fin de cette semaine de congé. Je ne crois pas pouvoir trouver le temps d'une dernière conversation de vacances. Les événements et les nouvelles qui m'attendent à mon retour seront peut-être l'occasion d'un nouveau coq-à-l'âne, mais vous y êtes déjà habitué, je crois.

17

UN ESPOIR RAISONNABLE POUR LE CANCER?

Il n'existe aucun accommodement durable entre ceux qui cherchent, pèsent, dissèquent et s'honorent d'être capables de penser demain autrement qu'aujourd'hui et ceux qui croient ou affirment croire et obligent leurs semblables à en faire autant.

Ces lignes écrites par Marguerite Yourcenar cadrent parfaitement avec mon état d'esprit actuel.

Voilà bientôt deux cents ans que mon maître Samuel Hahnemann a publié son *Organon de l'art de guérir*. Malgré son caractère forcément désuet, celui-ci reste un ouvrage fondamental que non seulement tout médecin homéopathe mais même tout médecin devrait relire et méditer plusieurs fois dans son existence.

Mais bien imprégné de ces idées fondamentales, il ne faut pas — car ce serait absurde — en rester au dernier mot du dernier paragraphe et croire que tout est dit. Ce qui m'a toujours frappé à la lecture d'ouvrages bibliographiques sur la vie de ce grand médecin, c'est sa soif de connaissances, sa formation intellectuelle et son orientation expérimentale, où il fait figure de pionnier avant Claude Bernard.

Comment honorer au mieux la mémoire de ce médecin génial sinon en essayant de faire comme lui ? Imitez-moi, disait-il, mais imitez-moi bien. Pour certains, cela signifie que tout est dit et qu'il faut calquer sa prescription actuelle sur celles qu'il rédigeait il y a presque deux siècles. Pour d'autres — et il est superflu, j'imagine, de préciser dans quelle tendance je me situe — il faut avoir ce même désir de connaissance, et cette même soif d'apprendre, ce même zèle à puiser dans les découvertes d'aujourd'hui et même, si possible, dans celles de demain pour y trouver ce qui convient, ce qui s'adapte le mieux, ce qui fera porter des fruits aux ferments que contiennent toutes les idées que ce maître nous a léguées. S'il fut un très grand précurseur, il n'est interdit à aucun de nous d'essayer d'aller jusque là, même très modestement en regard du courant médical qu'il a amorcé et amplifié.

Dix-sept ans de recherches bibliographiques, de travaux expérimentaux et de prescriptions cliniques ont façonné l'outil thérapeutique qu'est devenu le traitement par ADN-ARN dynamisés. Assez pour susciter mon enthousiasme de façon très soutenue pendant ces dix-sept ans, mais trop peu pour espérer avoir trouvé une thérapeutique suffisante par elle-même ou même suffisante comme complément aux traitements classiques visant à éradiquer le maximum possible de la masse cancéreuse. En dehors des cas relativement débutants, où la tumeur est limitée en apparence et n'a pas encore eu le temps d'essaimer en masse, dans la majorité des cas, aucune thérapeutique ne parvient à maîtriser cette production tumorale à un point permettant le nettoyage définitif par un système immunitaire restauré et une approche informative nouvelle au sein des cellules malignes. Tôt ou tard, nous assistons dans les cas les plus évolués à une marée montante de cellules anarchiques qui déborde les digues physiologiques immunitaires.

Il fallait essayer de bloquer le mécanisme de cette folle production cellulaire et, si possible à nouveau, par un traitement se rapprochant au maximum de la voie physiologique où nous avons vu que la nature elle-même applique fréquemment la loi des semblables. La mise en activité des oncogènes n'est certainement pas le maillon initial du cancer, mais elle paraît bien constituer la base du mécanisme déclenché par ce maillon étiologique encore inconnu. À défaut de pouvoir agir efficacement sur l'étiologie fondamentale, ou de façon suffisamment déterminante sur le terrain favorable à l'éclosion du cancer, j'ai essayé — ce ne sera peut-être qu'un échelon supplémentaire — d'agir au niveau de l'oncogène ou de son exécutant, le facteur de croissance, par l'administration de ce même E.G.F. (*) mais modifié dans sa présentation par le mode de préparation particulier à l'homéopathie. Vous comprendrez mieux maintenant mon exclamation « l'E.G.F. est arrivé ! », vu l'espoir que j'avais mis dans cette optique thérapeutique complémentaire. Qu'on ait enfin pu mettre la main aux États-Unis sur ce produit m'a fait pousser un ouf de soulagement. Il restait à démontrer que la pratique est à la

(*) Voir glossaire en fin de volume.

hauteur de la théorie et que l'application de la loi de similitude confirme ici aussi le bien fondé des idées de Hahnemann.

Je ne crie pas victoire pour autant, car ce n'est qu'un espoir encore bien frêle. Mais cela me paraît suffisant pour prescrire ce complément thérapeutique à tous ceux qui sont sous la menace d'une extension de leur tumeur insuffisamment jugulée ou du réveil d'un processus malin de rémission momentanée. Je me retrouve dans le même climat de fébrilité intellectuelle qu'au début de mes prescriptions systématiques d'ADN-ARN en cancérologie, mais maintenant avec l'appui d'un protocole universitaire thérapeutique qui me permettra d'avoir une certaine appréciation de l'efficacité éventuelle de l'E.G.F. Je ne peux qu'attendre et espérer. Nous en reparlerons bien entendu.

D'ailleurs, un autre domaine passionnant mobilise mon énergie, c'est celui des maladies auto-immunes. Les connaissances biologiques que nécessite l'étude de la cancérologie et des maladies d'origine immunitaire se recoupent souvent, car dans les deux cas l'influence des mécanismes immunologiques est prépondérante. Ces maladies fort diverses dans leurs manifestations suivant l'organe atteint ont donc en commun l'attaque de nos cellules par notre propre système de défense suite à une petite altération préalable de ce tissu noble ou à cause d'une communauté antigénique entre un micro-organisme pathogène envahisseur et certaines cellules de notre organisme. Dans ces cas, le mécanisme de rejet déclenché contre ce prédateur attaque en même temps les tissus qui ont avec lui une communauté antigénétique. C'est, en moins dramatique, un mécanisme du même genre qui se manifeste dans les allergies, car être allergique à quelque chose équivaut à avoir un antigène commun avec cette substance.

Dans tout ce type de pathologie, le traitement homéopathique est à même d'intervenir efficacement sur le «terrain», mais logiquement la thérapeutique par les semblables doit pouvoir aussi enrayer le mécanisme même par la réaction antigène-anticorps. C'est à cette voie-là que s'adresseront les remèdes d'ordre immunitaire dont je viens de demander la préparation en dynamisations. Quand le recul me permettra d'en avoir une opinion suffisante, je serai peut être amené à vous en dire davantage.

Tout cela peut vous paraître un peu décousu mais il existe dans toutes ces facettes un lien fondamental et je souhaite que, comme moi, vous le découvriez petit à petit et qu'à ce moment-là vous puissiez dire aussi : « Mais c'est évident, comment n'y a-t-on pas pensé plus tôt ? ».

18

UN AUTRE CRÉNEAU POUR LES ADN-ARN EN DYNAMISATION ?

Dans mes « propos de vacances », j'ai fait état du cas d'une petite fille atteinte d'agénésie thyroïdienne congénitale. L'absence de thyroïde conduit à des dystrophies physiques et à un retard mental irrécupérable quand le diagnostic, et du fait même le traitement de substitution par hormone thyroïdienne, n'est pas fait rapidement et au plus tard avant l'âge d'un an. Cette échéance avait été largement dépassée dans ce cas et le traitement de substitution ne donnait manifestement pas les résultats que l'on peut attendre quand il est administré avant cette échéance. C'est la thérapeutique par ADN-ARN qui a débloqué la situation conjointement à l'hormone thyroïdienne et cet enfant non seulement n'en a gardé aucune séquelle physique mais elle est régulièrement, à l'âge de dix ans, la première de sa classe avec une aisance surprenante.

J'ai fait mention à cette occasion de l'effet sthénique cérébral et intellectuel des acides nucléiques dynamisés ; souvenez-vous aussi de ce patient atteint de leucémie myéloïde au stade terminal, qui, reprenant en janvier les cours à mi-temps, puis à Pâques à plein temps, sort dans le peloton de tête de la 3e gréco-latine, grâce à l'impact intellectuel de son traitement.

L'allusion au traitement systématique par ARN-ADN à tenter dans les retards mentaux m'a amené depuis lors à creuser cette idée et à envisager l'adaptation de cette thérapeutique aux cas de MBD (Minimal Brain Dysfunction ou Dysfonctionnement Cérébral Mineur). Il ne me sera pas possible de prendre en charge ces petits patients. Aussi ai-je intéressé ma fille à cette question ; elle me paraît, du fait de son âge, beaucoup mieux placée que moi pour le faire et incontestablement un sentiment maternel aide à mieux tolérer le côté parfois éprouvant que représente le suivi de ces enfants très fatigants pour leur entourage.

Il ne s'agit pas ici d'enfants handicapés au sens où on l'imagine habituellement. Ces formes mineures de retard intellectuel sont souvent dues à des difficultés d'accouchement avec un léger traumatisme cérébral, ou à une pathologie néo-natale, par exemple une infection virale avec hyperthermie prolongée dans les premiers mois après la naissance. Il est évidemment essentiel de pouvoir faire un diagnostic précoce de MBD car le traitement devrait idéalement se situer avant l'âge de trois, quatre ans. En effet, l'acquis intellectuel de base peut plus difficilement être restauré à un âge plus avancé.

Ces enfants, dont on dira par la suite qu'ils sont paresseux ou un peu sots, manifestent par exemple de cette manière les conséquences de leur pathologie néo-natale. Chez d'autres, ces symptômes se traduiront par un comportement asocial, résultant de la situation de rejet que ces enfants auront ressentie dans le cadre familial ou scolaire suite à leurs échecs à répétition, attribués à tort à de la mauvaise volonté.

Cette notion MBD n'a été mise en évidence que récemment ; les travaux initiaux datent des années 1960. Les premiers symptômes en sont d'ailleurs discrets : retard de la marche, maladresse, difficulté de coordination au niveau des informations.

Il nous paraît tout naturel que notre cerveau centralise automatiquement les données transmises par nos organes des sens et en donne un tout immédiatement utilisable.

Ce n'est pas aussi évident pour l'enfant MBD qui évaluera mal les distances et renversera systématiquement son verre ; plus tard, il n'appréciera pas le danger que représente une voiture apparemment fort éloignée encore pour lui. Sa sensibilité cutanée peut être exacerbée et il se croira bousculé sans raisons et deviendra agressif. L'apprentissage de la lecture et de l'écriture va représenter pour lui une difficulté majeure, comme ce fut déjà le cas pour la parole.

Ces petits handicaps contrastent avec une hyperactivité apparente mais de type touche-à-tout sans que cela rapporte le moindre bénéfice à l'enfant.

Par contre, d'autres auront, à ce stade déjà, appris à abdiquer et seront d'une passivité exaspérante ou d'une insatisfaction apparemment systématique, mais logique, quand on l'interprète sous l'angle de leurs expériences malheureuses.

Mais toute cette symptomatologie est déjà trop tardive et, si nous voulons éviter qu'ils deviennent plus tard des inadaptés ou, par voie de fréquentation, des délinquants mineurs, c'est à nous, parents, à apprécier et à dépister les premiers signes et à consulter en cas de doute. Si l'enfant marche habituellement vers l'âge d'un an, six mois de retard constituent un indice à ne pas laisser passer. Déjà l'apprentissage de la position assise ou debout aura pu se révéler moins spontané. Boire à la tasse s'avère impossible à l'âge habituel et les premiers mots tardent à apparaître.

Plus tard, ce sera à l'institutrice de la maternelle à être attentive à ces difficultés motrices aux jeux d'enfilage de perles, aux premiers dessins, mais ces enfants sont tellement décevants que l'institutrice aura tendance à les négliger au bénéfice d'enfants plus gratifiants. Il faut donc qu'elle soit bien avertie de l'existence de ces pathologies mineures encore tout juste récupérables à cet âge. Leur hyperactivité et leur turbulence, dues à un grand besoin de monopoliser l'attention, leur attirent reproches et réprimandes et cela ne fera que croître avec l'âge. Quoi d'étonnant à leur désespoir intérieur? L'accumulation systématique d'échecs et de punitions leur fera perdre ce qui leur reste de confiance et ils vont se tourner vers des activités apparemment plus gratifiantes dans l'immédiat; ce seront de petits asociaux en herbe, de petits kleptomanes. Même leurs amis les humilient constamment car ils sont de piètres compagnons de jeux. Comment ne finiraient-ils pas par rechercher des fréquentations plus faciles et se prêter à des activités qui rencontrent l'approbation de compagnons dépravés?

Chacun pourra mesurer l'importance d'un diagnostic précoce et la responsabilité qu'implique une possibilité de récupérer ces enfants et d'en faire des adultes normalement intégrés dans une société qui doit pouvoir bénéficier de leurs possibilités et leur apporter en retour un encadrement à leur mesure.

Il n'y a pas qu'une thérapeutique médicamenteuse à leur offrir; logopèdes, kinésistes et autres paramédicaux devront apporter leur concours à cette récupération, mais avant tout c'est aux parents qu'il incombera, à l'âge préscolaire, de trouver les jeux éducatifs qui leur conviennent et à créer l'environnement de détente et de calme où ces enfants pourront trouver plus facilement le chemin de cet apprentissage très laborieux pour eux.

À leur contact, chacun devra se mettre au niveau de leur âge mental plutôt que chronologique et c'est dans cet esprit-là que chacun trouvera tout naturellement le chemin le plus direct vers la valorisation qui leur évitera les échecs répétés qui les marqueraient de façon définitive.

La thérapeutique par ADN-ARN pourra en plus leur apporter le stimulant cérébral susceptible de garder en éveil des fonctions qui sont encore en veilleuse, sans être définitivement lésées.

19

L'UNIVERSEL PRINCIPE D'ÉQUILIBRE

Devinez ce que j'ai fait ce matin ? N'essayez pas, jamais vous n'imaginerez qu'à cinquante-huit ans, je me sois fait façonner des semelles orthopédiques ! Non je ne retombe pas en enfance. Je vous l'ai déjà dit, j'aime garder les pieds sur terre et je suis conscient qu'au seuil de la soixantaine je ne changerai plus ma statique, en train, hélas ! de se figer doucement et malheureusement pas dans le bon sens : mon dos voûté et douloureux plus souvent qu'à son tour me le rappelle de façon très réaliste.

Alors pourquoi ? C'est chez un humble artisan flamand, à une centaine de kilomètres de la capitale, que j'ai trouvé la solution de bon sens dans ce domaine. Je m'étais imaginé, en bon élève de notre enseignement universitaire classique, que les semelles orthopédiques visent à restaurer la statique de façon passive, ce qui interdirait d'espérer obtenir des résultats au-delà de l'adolescence. Comme vous, je me faisais une très fausse idée de la réalité et j'ai compris que la nature nous a pourvus d'un corps plus merveilleux qu'on ne l'imagine. Ce sont en réalité nos perceptions sensitives, notre sensibilité proprioceptive, qui, des endroits de pression de nos pieds, informent notre cervelet de notre position exacte ; celui-ci en retour corrige notre tonus musculaire.

Si notre statique n'est pas correcte, il devra donner des ordres en conséquence et c'est plutôt dans le désordre que nos différents groupes musculaires devront travailler pour compenser nos imperfections ; d'où les contractions musculaires douloureuses dès que nous dépassons le seuil tolérable.

Il s'agit là d'une théorie émise par un neurologue, le docteur Bourdiol ; il a transmis cet enseignement à des médecins et a formé des artisans orthopédistes à la mise en pratique de cette conception. Le docteur Bourdiol a montré l'inanité d'un essai de correction anatomique à tout prix mais par contre la nécessité de créer des points d'appui plantaire corrects de façon à rétablir un équilibre musculaire au niveau du dos et des membres inférieurs, en agissant via la perception sensitive plantaire.

Pourquoi cette digression surprenante? Parce qu'elle offre un exemple de plus du mécanisme énergétique qui préside à toutes nos pathologies et que ce fait banal en apparence est en son genre un des signes qui peuvent nous faire comprendre pourquoi et comment toutes les «médecines parallèles» peuvent avoir des résultats étonnants. Le fil conducteur d'un traitement d'acupuncture par aiguille ou par laser, d'une auriculothérapie, d'une manipulation vertébrale ou d'un massage de la voûte plantaire, c'est l'influx lancé délibérément pour rétablir en retour un équilibre statique ou viscéral. C'est l'équivalent physique de l'impact chimique a minima du remède homéopathique.

Je suis peut-être dans une situation privilégiée pour admettre plus facilement ce que l'on ressent déjà intuitivement, mais quelques instants de réflexion supplémentaire vous feront admettre à tous la logique de cette opinion.

Alors l'effet placebo que l'on oppose habituellement à tout ce qui ne paraît pas rationnel, que devient-il dans tout cela? Il existe, bien entendu, et c'est heureux pour ceux qui souffrent. Mais il existe dans toute thérapeutique, qu'elle soit dans la ligne de l'enseignement universitaire ou non. L'inconnue est la proportion qu'il représente dans chacune de ces thérapeutiques.

Car, à la limite, le fait de savoir prouver un effet pharmacodynamique n'explique pas nécessairement le mécanisme de l'activité thérapeutique d'un produit, par contre il explique très bien le mécanisme de ses effets secondaires.

Ce qu'il nous faut retenir de tout cela, c'est à nouveau la leçon de modestie qui s'impose et l'ouverture à des tas de notions qui ne sont ni enseignées, ni a priori cartésiennes, mais néanmoins d'une réalité physiologique propre à la vie elle-même.

20

L'ANGOISSE, CE MAL DU SIÈCLE

Si je consacre un chapitre distinct à cette pathologie tellement fréquente chez nos patients, c'est pour insister une fois de plus sur son côté physiopathologique, trop souvent rattaché depuis Freud à une affection d'ordre purement psychologique. C'est le moment de rappeler que pour Leriche la pathologie n'est qu'une physiologie déviée. Freud, au contraire, a qualifié ces états de névrose d'angoisse en 1895; il l'attribuait au conflit opposant le «moi» à des tendances agressives, héritage de conflits psychologiques vécus dans l'enfance surtout sur base érotique. Des psychiatres modernes, adeptes de la psychologie transpersonnelle, mettent plutôt l'accent sur le traumatisme de l'accouchement. Il semble bien en réalité qu'il faille remonter plus haut encore, au niveau de notre bagage génétique, ce qui nous rapproche de la notion de terrain, chère aux homéopathes.

Si je qualifie cette angoisse de mal du siècle, ce n'est pas tellement pour en souligner la grande fréquence mais pour mettre en évidence que cette montée en flèche des états anxieux s'est faite parallèlement à celle du progrès social. Je ne veux pas sous-estimer l'aspect positif de ce progrès, bien entendu, mais attirer l'attention sur les retombées qu'il peut comporter.

Prenons un exemple: si les notions d'hygiène ont grandement contribué à éliminer des secteurs entiers de pathologies anciennes, elles ont par contre fait apparaître d'autres maladies. Qu'on se souvienne de l'ampleur prise par la poliomyélite, d'abord aux États-Unis, puis dans les pays nordiques dans la foulée des perfectionnements de l'hygiène. C'est en partie le fait de retarder l'âge du contact avec le virus qui a permis l'aggravation de cette pathologie beaucoup plus bénigne auparavant parce qu'elle survenait beaucoup plus tôt, à un âge où les mécanismes immunitaires d'origine maternelle étaient encore fonctionnels. Bien entendu la campagne de vaccination internationale a mis un frein certainement efficace à cette flambée et c'est un des fleurons de la médecine préventive. Elle ne doit cependant pas en tirer prétexte pour l'appliquer à toutes les maladies existantes, y compris celles dont la bénignité, dans nos régions en tout cas, ne le justifie pas. Je pense par exemple à la rougeole; lorsqu'elle est traitée par l'homéopathie, elle est le prototype d'une maladie non seulement bénigne mais même souvent relativement bénéfique par le mieux-être qui y fait suite. Je sais que mes confrères classiques sursauteront en lisant cela, mais c'est un fait d'expérience mille fois vécu par les homéopathes; les cas d'encéphalites que voient ces confrères et qu'ils brandissent comme arguments, résultent vraisemblablement de la différence d'approche thérapeutique.

Un traitement qui s'oppose aux manifestations extérieures d'une maladie risque d'avoir pour conséquence une «intériorisation» de cette pathologie qui atteint alors des secteurs plus nobles, où l'impact porte à conséquence grave.

Une autre illustration, heureusement plus bénigne, mais beaucoup plus fréquente, concerne l'apparition d'une pathologie bronchique avec risque d'asthme chez les eczémateux traités «efficacement» par des applications redoublées de crèmes aux corticoïdes dont l'activité se manifestera par cette «intériorisation» des signes cliniques.

J'ai déjà fait allusion, je crois, à une loi qui se vérifie dans toute thérapeutique dite naturelle — diététique, acupuncture, homéopathie... — et qu'un de nos illustres prédécesseurs homéopathes, notre confrère Hering, a mise en évidence. Ce fait d'observation démontre que l'évolution vers la guérison doit se faire entre autres du dedans vers le dehors, c'est-à-dire que les symptômes internes d'une maladie doivent disparaître avant les signes externes; au contraire tout traitement, fût-il homéopathique, qui fait disparaître les signes externes avant ou au détriment des symptômes internes voue le patient à une aggravation ultérieure de sa pathologie.

Après cet exemple qui nous a amenés plus loin que voulu, revenons à notre constatation de départ: le progrès social peut aboutir à une fragilisation de l'individu sous l'angle ou en tout cas l'apparence de la psychologie. De façon assez paradoxale, l'énorme amélioration des conditions d'existence et la sécurisation tous azimuths semblent fragiliser l'homme moderne, de plus en plus préoccupé de son confort actuel et futur. Dans cette foulée, la médecine elle-même tend à devenir une médecine de confort, mais malheureusement elle n'a recours pour cela qu'à des moyens artificiels du type des prothèses chimiques ou autres. On sait que les malaises qualifiés de psychiques — palpitations, sensation d'étouffement, bouffées de transpiration, troubles digestifs divers... — correspondent à des états émotifs mal réglés par notre cortex cérébral et particulièrement notre système limbique. Ces états d'âme sont sous la dépendance de médiateurs chimiques mis en évidence durant ces dix dernières années. Assez étrangement nos cellules cérébrales possèdent des récepteurs non seulement pour nos «tranquillisants» physiologiques que sont les endorphines et le G.A.B.A. (*) mais également pour l'agent endogène lui-même, le «peptide de l'anxiété» récemment mis en évidence et même synthétisé. Ce peptide de l'anxiété serait responsable des états de panique qui paralysent véritablement les sujets génétiquement prédisposés; son mode d'action consisterait à entrer en compétition avec nos régulateurs à visée tranquillisante, notamment en se fixant au niveau des récepteurs du G.A.B.A. Ici nous sortons du cadre de l'anxiété commune pour entrer dans une pathologie où la notion de terrain sur base génétique peut être mise en évidence par une injection de lactate de sodium qui peut déclencher cet état de panique chez le sujet génétiquement prédisposé. De façon beaucoup plus commune, l'absorption exagérée de café (5, 6 tasses) suffit à mettre en évidence cette fragilité constitutionnelle.

Cette assise biochimique est un argument de plus pour que nous éliminions de notre vocabulaire homéopathique les références au «principe vital» et en restions au niveau biologique — matériel sans doute, mais pas matérialiste pour autant.

C'est aussi une raison pour introduire dans cette pathologie,

(*) Voir glossaire en fin de volume.

une notion d'équilibre physiologique plutôt qu'une thérapeutique de camouflage castrateur. C'est le cas des traitements par les benzodiazépines dont on a mis en évidence des récepteurs au niveau des cellules cérébrales. Signalons toutefois que les dynamisations de Valium® ont été expérimentées il y a quelques années par le docteur Van Brabander qui en a fait son travail d'admission à la Société d'homéopathie. Ces doses infinitésimales manifestaient une activité intéressante sans entraîner l'abrutissement que donnent les doses classiquement prescrites; ces travaux mériteraient d'être poursuivis.

21

NOTRE FORCE

Le 40e congrès de la Ligue homéopathique internationale a eu lieu à Lyon. Si j'en fais mention, c'est qu'il va certainement dans le sens des pages précédentes.

En France, et à Lyon en particulier, il se devait d'être axé sur une optique scientifique et ce fut le cas ; la majorité des communications avaient trait à des sujets expérimentaux et, pour une fois, je ne faisais pas figure d'outsider. Pour les partisans d'un certain mysticisme en homéopathie, ces communications de type expérimental sont parfaitement inutiles puisqu'elles ne leur apportent rien d'utilisable dans la pratique. Mais il s'agit là d'une politique à très courte vue, particulièrement au stade actuel de diffusion de l'homéopathie. Nous avons été portés en avant par une vague puissante dépendant autant des patients et des médias que des praticiens homéopathes. Dans cet élan irrésistible, les médecins conventionnels se sont sentis bousculés et réagissent parfois durement. C'est notamment le cas des scientifiques qui nous reprochent l'aspect purement empirique de notre conception thérapeutique et critiquent l'absence de preuves expérimentales. C'est pourquoi ce congrès se devait de rassembler le maximum de faits expérimentaux pour combler un manque évident de base scientifique et empêcher que nous perdions la face quand ce bond en avant se sera stabilisé.

Ce nouveau courant de pensée homéopathique semble d'ailleurs assez universellement répandu actuellement. Jusqu'à présent la Ligue internationale était dominée par les partisans de ce mysticisme homéopathique qui s'infiltrait même chez nous. Cette année aura vu un coup de barre significatif, car l'assemblée générale a refusé de ratifier la présentation de trois vice-présidents nationaux bien connus pour prôner un certain occultisme scientifique ou pour exercer une pression peu démocratique sur des praticiens qui, dans leurs pays respectifs, souhaitaient s'orienter vers ce renouveau scientifique. C'est à mon sens une excellente chose, car il est inconcevable qu'un représentant national se permette une discrimination dans la tendance de son pays en fonction de ses convictions personnelles et fasse apparaître au niveau international une image tronquée de l'optique homéopathique de ceux qu'il est censé représenter.

Faut-il pour autant renverser complètement la vapeur ? Certainement non ; les travaux expérimentaux ont le grand mérite de consolider notre position au sein du monde médical et d'ouvrir de nouveaux horizons thérapeutiques en nous dévoilant des possibilités axées sur des concepts différents. Par contre, il ne faut pas perdre de vue que le choix de nos remèdes a été fait en fonction de tableaux symptomatologiques bien définis. Et, s'il est souhaitable de reprendre les études pathogénésiques de nos remèdes les plus importants en y incluant des données biologiques, cela ne pourra se réaliser dans un avenir immédiat.

Il ne serait pas souhaitable non plus qu'une conception scientifique préside à notre approche du patient qui doit rester de façon privilégiée centrée sur le côté humain de notre relation médicale. Ce point me paraît absolument essentiel mais n'a rien à voir avec l'obscurantisme philosophique dont certains se croient obligés de se parer.

Il ne faut pas non plus considérer comme dogme médical les découvertes scientifiques classiques de ces dernières années. Si incontestablement elles ont un énorme intérêt, si elles ont révolutionné notre compréhension de plusieurs aspects fondamentaux de la pathologie, elles seront tout aussi sûrement détrônées par les découvertes à venir.

Notre force réside précisément dans cette assise immuable que constitue l'expérimentation sur l'homme sain. Les symptômes enregistrés il y a deux siècles sur des volontaires sains restent pareils à ceux que ressentent les expérimentateurs, lorsqu'ils contrôlent actuellement certaines pathogénésies. Si la rigueur n'a pas toujours présidé à ces études anciennes, il appartiendra aux générations actuelles d'homéopathes de les reprendre en veillant à éliminer les symptômes peu fiables à divers titres.

Grâce à ces contrôles et en fonction des nouvelles acquisitions médicales, il nous serait possible d'affiner l'outil de travail fondamental que constituent nos pathogénésies. Cela pourra se faire peut-être dans le cadre universitaire à la condition formelle que ces études puissent être réalisées sous la direction de médecins homéopathes chevronnés et non par des universitaires en quête de chaires disponibles...

22

LA MÉDECINE QUI ENGENDRE LA MALADIE

C'est un terme un peu barbare : médecine iatrogène. Iatrogène signifie « qui engendre la maladie ». Mais alors, cela devient incompréhensible ! Pas du tout : il s'agit d'une réalité de tous les jours et les médecins classiques en sont bien conscients.

L'industrie pharmaceutique est constamment à la recherche de composés très actifs dans tous les secteurs de la physiologie et de la physiopathologie. Il suffit de parcourir la notice accompagnant les médicaments pour apprécier l'étendue des effets secondaires de certains d'entre eux et il n'est pas rare qu'à la lecture impressionnante de ces symptômes indésirables certains patients n'osent pas appliquer la thérapeutique qui leur est proposée.

À cela, nos confrères classiques rétorquent que c'est le revers obligé de la médaille et que toute activité médicamenteuse doit se solder par des effets secondaires à accepter comme prix de leur efficacité. Il est de fait logique que l'application de la loi des contraires débouche sur pareille situation. On ne violente pas impunément des mécanismes vitaux aussi sophistiqués que ceux qui président à notre équilibre physiologique.

Heureusement l'application du principe de similitude n'expose pas à pareils dommages et rend d'autant plus incompréhensible la crainte qu'ont certains rares patients de l'éventuelle aggravation homéopathique si souvent signalée, mais qui en réalité est loin d'être systématique, car le médecin s'emploie à l'éviter. Et quand elle existe, il s'agit bien entendu d'une exacerbation des symptômes et non pas de la maladie elle-même ; il n'est donc pas question ici de parler d'effet iatrogène. Bien au contraire, quand cette exacerbation très momentanée se produit, on peut être assuré qu'elle sera suivie par un processus de guérison.

Mais il existe un autre aspect iatrogène de la médecine classique. Sa technologie de plus en plus poussée expose évidemment à des séquelles dans pas mal de cas et c'est pour chaque patient en particulier qu'il faut doser les inconvénients et risques de la maladie et les comparer avec ceux des thérapeutiques techniques proposées, par exemple chirurgie, traitement au laser, administration de radio-isotopes ou radiothérapie... Il n'est pas rare qu'on soit amené à écarter l'idée d'un traitement comportant en fin de compte plus de risques que la maladie à soigner. Personnellement, j'insiste toujours pour supprimer toute anesthésie générale de simple confort — pour le patient ou pour le chirurgien — lors d'une intervention où l'anesthésie locale est possible et suffisante. J'estime que l'immunodéficience résultant d'une anesthésie générale représente un risque trop important pour l'avenir. De plus, les accidents de narcose ne sont pas exceptionnels et certains intellectuels se plaignent d'avoir perdu une partie de leur potentiel cérébral après une anesthésie générale.

Mais ce n'est pas uniquement à ces aspects iatrogènes évidents que je désire faire allusion : il en est un autre beaucoup plus subtil mais souvent traumatisant.

Des examens complémentaires sont indispensables pour asseoir certains diagnostics, mais à côté de ces recherches indispensables quelle débauche d'examens systématiques !

Certains d'entre eux mettent à jour des anomalies anatomiques ou physiologiques réelles certes, mais mineures et de portée pathologique restreinte. Il ne faut évidemment pas en escamoter la découverte mais il est indispensable d'en expliquer au patient la portée très restreinte voire quasi inexistante. Combien de fois n'ai-je pas ressenti l'anxiété de ceux à qui on avait signalé ces découvertes sans en expliquer l'aspect anodin. Pire, certains confrères croient se rendre importants en montant en épingle ces découvertes ou parfois même en les interprétant erronément. Je me souviens de cette patiente opérée d'un cancer du sein. Plusieurs mises au point avaient montré dès le départ déjà, des images de petits kystes hépatiques au scanner; manifestement il s'agissait là d'une découverte sans importance car il n'y avait pas eu la moindre évolution de ces images au cours des quatre à cinq années de surveillance. Ce ne fut pas l'avis du jeune généraliste appelé à l'occasion d'un épisode aigu des voies respiratoires. Consultant ces documents, il affirma qu'il s'agissait de métastases et qu'il était impérieux de les soigner activement. Il fallut des mois pour convaincre la patiente qu'il s'agissait bien d'une erreur de ce jeune confrère et pour la sortir de l'état dépressif où elle avait sombré avec les risques d'immunodéficience que comporte pareil état.

Vous pensez peut-être que je monte en épingle un cas exceptionnel. Eh bien! non. Des cas semblables, il en existe de nombreuses variétés mais tous peuvent être traumatisants et le sont en réalité, même s'ils n'atteignent pas le niveau de mon exemple choisi à dessein dans le domaine de l'inadmissible.

Cela nous ramène bien sûr à l'aspect profondément humain qui doit présider à toute relation médecin-malade. Cela va de soi? Mais non! De plus en plus, le côté technologique prend le pas dans cette relation et cela même chez les confrères les plus conscients de l'importance du facteur humain. Et c'est presque fatal. Entraîné sur le terrain d'une recherche diagnostique obligatoire puisque la thérapeutique à appliquer dépend totalement de ce diagnostic, le médecin conventionnel y consacre la totalité de son temps. Il sera amené inconsciemment à des coups de sonde tous azimuts lors de sa prescription d'examens de laboratoire, de radios, d'échographies, de scanner etc... La même philosophie risque de présider à la prescription d'un éventail très large de médicaments destinés à couvrir tout ce qu'il aura récolté comme information de caractère plus ou moins pathologique.

À côté de cela, quelle élégance dans la recherche du remède homéopathique correspondant de façon spécifique à ce patient qui exprime sa manière d'être dans sa symptomatologie, même apparemment un peu farfelue parfois dans son expression, car l'expérience lui aura appris qu'on peut dire les choses les plus étranges à un médecin homéopathe sans amener un sourire de commisération sur ses lèvres ou une mimique d'exaspération à peine voilée sur son visage. Bien sûr, il faudra y ajouter un diagnostic clinique au prix d'un examen méticuleux et de compléments d'investigations paracliniques orientées par les découvertes de cet examen et par l'écoute attentive du patient. Ce diagnostic viendra ajouter sa signification à la recherche du remède et amènera à donner des conseils de régime, de style de vie, ou un complément thérapeutique de type technique si nécessaire.

Mais tout cela sera dosé en fonction du cas de ce patient plutôt que d'opter pour une recherche systématique du genre « screening » à l'aveugle — s'il faut recourir au franglais pour étiqueter cette solution de facilité —, et prescrire de façon systématique des examens dans l'espoir qu'ils apporteront un diagnostic sans que l'on se fatigue à le trouver soi-même.

23

QUAND L'INSTINCT DRESSE LA TABLE

Ne rejeter rien, ni personne,
voilà la sublime intelligence.
Tchouang Tseu

Quand mon gendre, le docteur Marichal, m'en parla pour la première fois, je ne pus m'empêcher de lever les sourcils en me disant que cette fois il allait un peu loin. J'ai beau ne pas avoir d'a priori, j'avais peur de verser dans la naïveté en ajoutant foi à l'idée d'abandonner l'alimentation cuite au bénéfice du cru intégral.

À diverses reprises, j'ai eu l'occasion de me dire que je moissonnais chez lui les fruits des idées que je lui avais transmises à la sortie de ses études universitaires, mais cette fois-ci je gardai un mutisme prudent.

Il fallut que mes enfants se chargent de tout, y compris de m'y conduire, pour que j'accepte d'assister à un exposé de Guy-Claude Burger, le découvreur et le promoteur de cette instinctothérapie.

Tout fait d'observation est digne d'intérêt et quand il porte sur des années, sur toute une famille et tout un échantillon de personnes bien portantes, puis sur de nombreux malades avec des résultats parfois surprenants, cela demande réflexion. Bien sûr, il y avait quelques fausses notes: Guy-Claude Burger est physicien et n'a pas de formation médicale; cela se remarquait. Que son enthousiasme le pousse à vouloir tout expliquer, même le fait que nous soyons génétiquement programmés pour l'alimentation crue et originelle, cela n'est plus tout à fait crédible. Ses projections nous montraient, sur une table abondamment garnie de fruits et de légumes très variés, de splendides «Witloof», ces fameuses chicorées de Bruxelles que nous appelons des chicons et que nos amis français désignent sous le nom d'endives.

Or, il est difficile d'imaginer que notre code génétique ait prévu des fruits exotiques inconnus il y a un siècle, et ce witloof que nos paysans flamands ont sélectionné et cultivé à la même époque.

Mais tout cela n'est que détails et le fond paraissait bien charpenté. Une fois de plus, il fallait que je m'en fasse une opinion personnelle. La lecture du livre *La Guerre du Cru* m'apporta suffisamment d'éléments pour admettre l'idée d'en faire l'essai.

Entre-temps, mon gendre avait voulu en faire l'expérimentation sur lui-même. Les premières semaines furent peu convaincantes pour moi ; son visage amaigri par ce changement de régime en supplément de journées de travail trop bien remplies, les petits désagréments qu'il décrivait malgré ses explications qui me paraissaient logiques, tout cela me rendait fort prudent et j'attendis la suite des événements.

De son côté, mon ami, le docteur Plisnier qui, lui aussi, avait assisté à cette soirée d'information et s'était documenté par la suite, se décidait à entrepreprendre l'essai avec son épouse. C'était pour moi un élément très important car je connaissais de longue date son sérieux et sa profonde connaissance de la diététique qu'il pratique depuis vingt-cinq ans. D'autant que c'était pour lui, qui avait opté dès le départ de sa vie professionnelle pour un régime végétarien et céréalien, un revirement fondamental d'accepter de manger de la viande, crue ou cuite.

Entre-temps, les six à huit semaines de perturbation et d'amaigrissement s'étaient muées chez mon gendre en une forme physique incontestable, ce qu'il me confirmait abondamment ; son enthousiasme s'étendait à ses capacités de travail intellectuel et manifestement il faisait front aux nombreuses occupations dont il s'était chargé exagérément. Après avoir perdu cinq à six kilos, il était en phase ascendante et se constituait une musculature que ne justifiait pas sa vie professionnelle trop intensive pour lui permettre une pratique sportive quelconque.

Le docteur Plisnier, en retard de deux mois dans cette expérience, devient lui aussi très positif malgré la perte de poids du départ qui paraît inéluctable même chez ce végétarien maigre accroché depuis des années à des régimes à base de céréales. Le problème de la viande et des protéines animales en général ne paraît pas encore complètement résolu pour lui. Il est vrai que dès l'adolescence, il avait remarqué qu'il se sentait mieux en s'en abstenant.

Pour ma part, ma gastrectomie me posait problème, et je résolus de n'avancer que progressivement. Un estomac amputé des deux tiers de sa capacité me paraissait peu apte à se reconvertir du jour au lendemain à un type d'alimentation où le volume doit pallier l'absence d'aliments concentrés et riches.

Un premier repas pris chez mes enfants me confirma la réalité de l'instinct. J'admettais au départ que celui-ci ne peut jouer qu'à propos d'aliments originels et que la cuisson ou les multiples préparations et assaisonnements font dévier la faculté qui vous porte, à l'odorat, vers un aliment et vous signale au goût, le moment d'en arrêter la consommation. Mais je fus surpris quand même après avoir humé un aliment très appétissant de remarquer qu'un autre au parfum plus appétissant encore, au point de faire saliver, faisait perdre au premier une partie de son odeur pourtant incontestable la première fois.

De même, la consommation de celui qui paraissait le plus indiqué lui enlevait également son parfum dès que j'en eus assez. J'étais étonné de cet aspect tellement subjectif alors que pour moi, une odeur était une réalité chimique immuable.

Me voilà embarqué depuis quelques jours dans mon essai un peu particulier puisque au départ, je ne remplace mon alimentation traditionnelle qu'au dernier repas du soir en gardant aux trois précédents le même style qu'avant. Malgré les apparences, j'ai fort bon appétit et mes cinq ou six tranches de pain de 17 heures me permettent de manger plus légèrement le soir. Je ne peux donc pas dire que mon essai change fondamentalement la quantité d'aliments absorbés ni leur richesse en calories, et pourtant, après quelques jours de ce changement, je constate chez moi la même évolution : un amigrissement d'un kilo et demi en peu de jours mais avec un regain de dynamisme physique et surtout intellectuel, même d'ordre spirituel.

Il est difficile d'imaginer les modifications métaboliques apparemment profondes qu'entraîne l'absorption d'aliments à l'état originel choisis en fonction de ce signe d'appel olfactif qui se rééduque en quelques jours.

La cuisson modifie certainement fondamentalement la nature

moléculaire des aliments et il est difficile d'imaginer le pourcentage de molécules indésirables dans cette révolution chimique par la cuisson. Apparemment, un certain nombre d'entre elles sont stockées sans être métabolisées et l'instinct détermine le choix de celles qui seront amenées à déloger les précédentes, d'où l'amaigrissement, d'où aussi dans les urines l'odeur de certains aliments pris antérieurement, si j'en crois ceux qui l'ont expérimenté avant moi.

Le bon sens populaire dit qu'on est fait de ce que l'on mange; cette expérience semble le confirmer. De même le dicton, «l'appétit est la meilleure des sauces», pourrait figurer en tête de mon menu du soir, car je me surprends à croquer à belles dents des légumes que je ne me serais pas imaginé consommer à l'état originel.

J'ai vu entre-temps des patients qui avaient adopté ce type d'alimentation. Un dentiste dont l'anxiété était devenue telle qu'il avait dû renoncer à certaines interventions, affiche maintenant une philosophie souriante; il a repris même les interventions les plus délicates sans la moindre appréhension et je ne trouve plus chez lui les extrasystoles que je lui connaissais de longue date. Son épouse qui avait depuis de nombreuses années un goitre nodulaire rebelle à toute thérapeutique a pu constater une notable régression de ce goitre après deux à trois mois de ce type de régime, ce que mon examen confirme pleinement.

Mon gendre me fait part de constatations plus étranges encore chez certains de ses patients, mais je voulais seulement évoquer ici une première expérience qui me paraît concluante. Il y a là incontestablement une forme de diététique pleine de promesse, dont je laisse l'information à ceux qui souhaitent bénéficier de ce créneau thérapeutique, complémentaire à n'importe quelle autre forme de traitement.

24

LA MORT PROGRAMMÉE

Au cours d'une réunion chez des amis, hier au soir, furent évoqués les cas de deux personnes très âgées.

L'une, quatre-vingt-quinze ans, se vit appliquer un pacemaker suite à un malaise cardiaque et contrainte d'accepter la vie en maison de repos alors que jusque là elle avait conservé farouchement son indépendance et souhaitait ardemment terminer ses jours dans son petit deux-pièces.

L'autre avait été hospitalisée pour des soins presque impraticables à domicile chez une personne seule. L'institut qui l'avait hébergée venait d'être équipé d'un système de monitoring comparable aux unités de soins intensifs et c'est dans ce service sophistiqué qu'un de ses proches la découvrit, lui-même médecin réanimateur. Son réflexe immédiat fut de faire débrancher tout cet appareillage superflu qui épouvantait la brave dame.

On peut évidemment, à cette occasion, se poser la question des limites de l'intervention médicale, et essayer de comprendre où commence l'acharnement thérapeutique et où finit le droit légitime des patients âgés de préférer terminer leur existence dans leur cadre familier. Même si leur impression d'y être plus rassurés est illusoire, sommes-nous en droit de nous opposer à ce dernier souhait ?

Même si leur vie est quelque peu abrégée, sommes-nous autorisés à leur imposer une brève survie supplémentaire dont il ne retirent plus le moindre plaisir et dont l'inconfort psychologique leur enlève toute sérénité pour terminer leur existence ?

J'ai vécu souvent des cas de ce genre pendant mes trente-cinq années de vie professionnelle. Je l'ai hélas ! vécu de beaucoup plus près et plus intensément durant les derniers mois qu'ont vécus chez elles ma mère et celle de ma femme. C'est à cette occasion que j'ai le mieux ressenti le caractère inéluctable et programmé du décès des personnes âgées.

Toutes deux eurent la chance d'atteindre un âge très avancé, et ma belle-mère, qui a toujours partagé notre foyer, a pu rester très active jusqu'à quarante-huit heures avant son décès, à quatre-vingt-neuf ans. Néanmoins dans les deux cas, les derniers mois ont démontré que leur horloge biologique avait sonné la fin de leur existence. Chaque jour, je devais résoudre un problème de santé aussitôt remplacé par un autre. Manifestement à l'échelon cellulaire, la fin était programmée dans tous les organes. Est-il possible, est-il souhaitable ou même simplement décent à ce stade de violenter la nature en assurant une survie artificielle contre le vœu des intéressés? Car étrangement, en apparence, quand cette heure a sonné, le vieillard ne craint plus la mort s'il vit dans son cadre familier. Au contraire, souvent il la souhaite, non par masochisme mais comme l'aboutissement normal, et perçu comme tel, d'une existence bien remplie et gratifiante jusque là.

Plusieurs hypothèses ont été émises au sujet des limites de la longévité. Au vu d'expériences sur cultures de tissus, la démonstration est faite que chaque type de cellule ne peut se diviser qu'un nombre bien déterminé de fois. Au niveau de chaque individu, il en va probablement de même dans toutes les variétés de cellules, quelle que soit leur spécialisation.

Pour d'autres, il faut prendre en considération les altérations qui apparaissent au niveau de l'ADN, soit par agression externe (infections surtout virales, radiations naturelles ou artificielles même d'origine iatrogène, substances chimiques diverses), soit par agression interne ou même par évolution spontanée. Ces diverses altérations sont le plus souvent réparées par un système sophistiqué d'ordre enzymatique auquel j'ai déjà fait allusion. Mais, dans les cas de grande urgence, par exemple quand l'agression se fait au moment crucial de la division cellulaire, la cellule doit recourir à un système d'intervention immédiate baptisée S.O.S. qui assure en quelques secondes un bricolage réparateur permettant la survie de la cellule. Le prix en est une légère modification de l'ADN, d'où la même conséquence au niveau de la protéine codée, programmée, par ce segment altéré.

C'est une mutation qui, si elle est trop importante, entraînera la destruction de la cellule par le système immunitaire. Par contre, si la viabilité de la cellule n'est pas compromise et si son éventuelle modification antigénique n'est pas assez apparente, cette cellule trop légèrement modifiée restera tolérée et assumera une fonction pratiquement normale. Mais cette dégradation va se faire sentir de plus en plus au niveau de la descendance. Si vous faites des photocopies successives d'un texte légèrement altéré, les copies vont manifester de plus en plus l'altération initiale et rendre à la longue le texte illisible. C'est une autre manière d'imaginer la programmation de la mort cellulaire.

Le recoupement fait avec des observations réalisées dans le règne végétal me fait admettre plus facilement l'idée ébauchée par d'autres auteurs. La maturation d'un fruit précède son pourissement et reflète bien l'évolution observée chez l'homme d'un vieillissement normal, la maturation, précédant sa sénescence.

Dans certaines espèces végétales, la tomate par exemple, il vous a peut-être été donné d'observer des plantes dont les fruits restaient verts et non comestibles. Il s'agit de variétés mutantes spontanées et, malheureusement pour le producteur, impropres à la consommation. Mais si, au lieu d'un prompt arrachage, on laisse la nature poursuivre son œuvre, on peut se rendre compte que ce défaut de maturation s'accompagne d'une longévité exceptionnellement prolongée.

Tout cela a fait l'objet bien entendu d'études approfondies dans les milieux spécialisés, intéressés à prévoir un rendement maximum. On s'est aperçu que la maturation d'un fruit est le résultat de la mise en activité de certains gènes présents dans l'ADN de la plante et qui ne développent leur potentialité qu'à ce stade ultime de la vie végétale, au niveau du fruit. Les protéines synthétisées par ces gènes particuliers sont des enzymes comme de très nombreuses autres protéines programmées par l'ADN. Les ARN-messagers émis par ces gènes peuvent être repérés; transformés par une transcriptase inverse(*) — une autre enzyme — en ADN complémentaires, ces derniers peuvent être

(*) Voir glossaire en fin de volume.

incorporés un à un dans des plasmides — petits fragments d'ADN que l'on retrouve dans les cytoplasmes de certaines bactéries.

À partir de là, chacune de ces bactéries, manipulées dans le centre d'ingénierie génétique, va se multiplier et donner naissance à une colonie strictement uniforme — un clone — de même type que la bactérie manipulée et dans chacune de ces colonies va se retrouver à l'état pur le gène initial et son produit, l'enzyme recherchée.

Cette méthode a pu mettre en évidence par exemple une cellulase, enzyme qui digère la cellulose et ramollit le fruit à maturation et des polygalacturonases qui libèrent de l'acide galacturonique aux dépens des protéines du fruit et agissent dans le même sens. Ces dernières enzymes ne se retrouvent pas dans les fruits verts ni dans les tomates qui ne veulent pas mûrir suite à cette mutation qui a saboté le processus physiologique.

L'éthylène est aussi un des produits retrouvés au cours de ce processus chez les végétaux et il semble être l'élément déclenchant de la mise en œuvre des gènes de sénescence dans le règne végétal.

Des processus identiques ont été mis en évidence chez les champignons, mais aussi dans la sénescence humaine. C'est ce qui permet de dire qu'il existe dans notre ADN des gènes de la mort.

Dans cette optique, l'observation que peut faire tout un chacun dans son entourage, mais de façon privilégiée le médecin, s'explique par le caractère inéluctable d'une sénescence programmée et mise en route par un processus encore inconnu. Une fois déclenchée la mise en activité dans toutes nos cellules de ces gènes de sénescence terminale, il est vain d'essayer d'en combattre les effets. Ce qu'il faudrait c'est en démonter le mécanisme. Cela expliquerait pourquoi cette programmation est différente suivant les races et les individus, d'où des longévités physiologiquement très variables. Cela permettra peut-être un jour de remonter à la base du déclenchement ; le différer prolongera notre existence mais de manière physiologique, confortable, admise par tout notre être et notre psychisme.

Cela sera-t-il possible un jour ? Et comment ? Ce livre sera écrit sans que je vous donne la réponse à cette question fondamentale et à ce désir bien ancré au fond de chacun de nous.

25

«LE SIDA, CELA NE ME CONCERNE PAS»

Voire! Si vous êtes homosexuel, le SIDA vous menace davantage; mais que vous le soyez ou non, dans les deux cas la question vous concerne, car de plus en plus de cas se font jour en dehors du cercle particulier des homosexuels.

Et d'abord, de quoi s'agit-il exactement? Le SIDA (Syndrome Immuno-Déficitaire Acquis) ou pour les Anglo-Saxons AIDS (Acquired Immuno-Deficiency Syndrome) désigne un état immunitaire bien particulier qui entraîne par voie de conséquence une pathologie inhabituelle. C'est ainsi qu'une pneumonie causée par un protozoaire, le pneumocystis carinii, retrouvé avec prédilection dans ce syndrome amena une prescription spécifique à cette affection. La répétition insolite de la prescription fut enregistrée par les Centres d'Atlanta (Centers for Disease Control) aux USA au début 1981, mais ce n'est qu'en juin de cette année que cinq cas de ce type de pneumonie allaient se manifester en même temps parmi les homosexuels en Californie, ce qui devait motiver la première publication concernant le SIDA.

D'autres germes se mettaient de la partie créant toute une gamme d'affections opportunistes, terme attribué à ces germes (virus, champignons, parasites) qui ne deviennent pathogènes qu'en fonction d'une déficience immunitaire. On ne connaissait ce type de pathologie que chez des patients rendus déficients par certains traitements agressifs pour la fonction immunitaire ou chez les malheureux «enfants bulle» qui naissent avec une déficience congénitale, et non acquise comme dans le SIDA.

En même temps apparaissait dans cette pathologie complexe un cancer relativement rare appelé le sarcome de Kaposi caractérisé par des nodules rouges répartis sur tout le corps, mais envahissant par la suite l'ensemble de l'organisme notamment les poumons et le cerveau. Ce cancer ne se voyait que dans certaines races particulières (Juifs d'Europe centrale et surtout chez les Zaïrois) ou bien à nouveau chez des patients immunodéprimés par certaines thérapeutiques.

La bataille fut d'emblée engagée, car la communauté homosexuelle est politiquement plus influente aux USA que chez nous. Virologues et épidémiologistes unirent leurs efforts pour cerner cette maladie nouvelle pendant que des laboratoires spécialisés se lançaient à la recherche de l'agent causal un peu partout dans le monde. L'enjeu est important sur beaucoup de plans, médical vu la gravité de l'affection, politique vu les influences diverses et l'anxiété manifestée par le public alerté par les médias, mais aussi économique car, à la clé, il y a un nombre important de milliards à engager et surtout à récolter dans la production d'un éventuel vaccin et dans les tests de détection de la maladie.

En effet, entre-temps s'étaient manifestés des cas parmi les transfusés et chez les hémophiles utilisant un sous-produit du sang récolté. Il faut savoir qu'aux É.-U., les drogués, eux aussi victimes privilégiées du SIDA transmis en plus par contamination des aiguilles utilisées en groupe, vendent leur sang pour se procurer de la drogue, ce qu'autorise une coutume contraire à celle de chez nous, où les donneurs de sang sont des volontaires.

Cette contamination des banques de sang aux É.-U. crée l'immense marché de dépistage dans les centres de transfusions où, dès à présent, leur utilisation permet d'écarter les sangs contaminés des sujets porteurs d'anticorps contre le SIDA. Même chez nous, où la situation est considérablement moins propice à ce genre de risques, l'utilisation de ces tests a permis de dépister quinze cas de SIDA parmi nos 330.000 donneurs de sang, ce qui a entraîné le retrait de quelques centaines de pochettes de sang.

Sur ces entrefaites, les efforts des virologues, notamment en France et aux U.S.A., avaient abouti à mettre en évidence l'agent causal de cette maladie. Il est incontestablement bien établi maintenant que c'est l'équipe du professeur Luc Montagnier avec les docteurs Jean-Claude Chermann et Françoise Barre-Sinoussi qui peut revendiquer le maillot jaune de la découverte du virus du SIDA. Les É.-U. mirent tout en œuvre pour permettre à leur ministre de la santé d'annoncer la victoire sur le virus découvert par le professeur Robert Gallo, cette annonce bien orchestrée tombant bien à pic dans la campagne électorale de Reagan. En réalité, c'est en janvier 1983 qu'à l'Institut Pasteur de Paris fut mis en évidence un virus inconnu jusque là, baptisé LAV (Lymphadenopathy Associated Virus) par le professeur Luc Montagnier, et c'est en janvier 1984 qu'au National Institute of Health près de Washington fut isolé son homologue, que par la suite on a pu désigner comme lui étant identique, baptisé HTLVIII(Human T Leukemia Virus) par l'équipe du professeur Robert Gallo. Par la suite, le terme Leukemia fut remplacé par celui de lymphotropic.

Il s'agissait bien du même virus, mais dont les caractéristiques avaient été attribuées par erreur au groupe des rétrovirus de leucémie par Gallo, qui est encore maintenant cité le plus souvent comme le découvreur, bien que l'antériorité du Français Montagnier soit incontestable. Le LAV-HTLV III est en réalité le premier lentivirus(*) humain découvert.

Cette contestation sur l'antériorité tient aux difficultés qu'a rencontrées l'équipe française pour publier sa découverte dans les grandes revues internationales; les entraves à la liberté de diffusion ne sont pas l'apanage des homéopathes! Tandis que pour Gallo on parvenait à insérer dans des comptes rendus de congrès l'annonce des découvertes faites largement après la clôture du congrès. Il faut reconnaître cependant que le côté beaucoup plus pragmatique des Américains leur a permis de sortir leur test de diagnostic avant les Français qui avaient cependant une longue avance au niveau de la découverte mais ne bénéficient apparemment pas des mêmes possibilités de liaison entre la recherche et l'industrie.

Ce sera cependant à la justice de trancher, car d'autres considérations semblent avoir joué leur rôle. L'Institut Pasteur fut le premier à avoir déposé en décembre 1983 une demande de brevet pour ces tests aux États-Unis; le National Institute of Health (NIH) déposa la sienne en avril 1984. Ce brevet a été obtenu par le NIH en mai 1985, ce qui lui permet de toucher les «royalties»

(*) Voir glossaire en fin de volume.

sur la vente des trousses de diagnostic aux États-Unis, y compris sur celles qui relèvent du projet de brevet français reconnu comme le meilleur par un organisme australien. C'est cet aspect financier, dont il a un urgent besoin, qui a incité l'Institut Pasteur à déposer plainte en justice aux É.-U. contre le NIH en décembre 1985. Ce n'est que le 20 février 1986 que fut accordée au test français l'autorisation de mise sur le marché américain, par la Food and Drug Administration.

Le terme LAV-HTLV III est provisoirement retenu pour désigner le virus commun à tous les cas de SIDA, qu'ils soient relativement bénins ou graves. En effet, des lymphadénopathies caractérisées par un gonflement des ganglions lymphatiques avec poussées de température, sueurs nocturnes, diarrhées, pertes de poids peuvent constituer des signes annonciateurs du SIDA ou rester à l'état relativement bénin de syndrôme associé (S.A.).

Biologiquement, dans les cas de SIDA ou de syndrômes associés, on trouve une atteinte spécifique d'une variété de globules blancs, les lymphocytes, et plus particulièrement de la variété T sous-groupe 4. Ces lymphocytes T4, encore baptisés helpers ou auxiliaires, se révèlent être la proie privilégiée de ce virus, d'où la chute du rapport T4/T8 dans le sang de ces patients, les T8 étant les lymphocytes cytotoxiques ou les suppresseurs. Ces lymphocytes T8 qui restent en nombre égal dans le SIDA voient leur nombre s'élever dans les S.A. car leur fonction cytotoxique est précisément dirigée dans ce cas contre les T4 infectés par le virus qui justifie cette réaction d'élimination. Cela explique l'engorgement des ganglions dans les aires lymphatiques de ces patients; c'est précisément la mobilisation générale des lymphocytes-tueurs T8 qui en est la cause. Par la suite, un nombre restreint de ces S.A., 10 à 20p.c., évoluera vers une forme agressive, soit à la suite d'une immunodéficience complémentaire résultant des infections opportunistes, soit à la suite d'une infection des cellules souches des lymphocytes au niveau de la moelle osseuse, soit peut-être à cause d'une réaction auto-immune supplémentaire s'attaquant aux T4 même non infectés par le virus.

Cette profonde déficience immunitaire peut être mise en évidence par divers tests biologiques, mais se manifeste déjà beaucoup plus simplement par la négativation du test à la tuberculine antérieurement positif. D'où venait ce virus inconnu et dont il semble a posteriori que les premières manifestations cliniques en Occident remontent à l'année 1980? C'est à un Belge, le docteur Clumeck de l'Hôpital Saint-Pierre de Bruxelles, que revient le mérite d'avoir détecté a posteriori le virus du SIDA dans des sérums prélevés au début des années soixante-dix en Afrique équatoriale et conservées depuis lors. Par recoupements, on a pu déterminer que c'est dans les années soixante que le virus s'est répandu à partir de la région du lac Victoria où il était l'hôte des singes verts africains. C'est donc dans cette région d'Afrique que le virus, ou un mutant, s'est transmis à l'homme chez lequel il s'est propagé, notamment par voie hétérosexuelle. Le brassage des populations et le nombre beaucoup plus important de partenaires différents chez les homosexuels ont diffusé le virus en Amérique, à Haïti, en Europe de l'Ouest. Les années soixante et soixante-dix de la guerre civile au Zaïre ont contribué à la diffusion du virus. Il faut savoir qu'après l'indépendance de ce pays plusieurs milliers d'Haïtiens y sont venus au compte de relations bilatérales, et que par la suite ces ressortissants se sont établis en bonne partie aux É.-U. et en Europe de l'Ouest en plus de ceux qui sont rentrés dans leur pays d'origine. Cela pourrait peut-être contribuer à expliquer ces foyers géographiquement disparates d'apparition du SIDA.

Le mode de propagation se fait donc par voie sexuelle (homo- ou hétéro-sexuelle) ou par voie sanguine: transfusion de sang contaminé, sous-produits de sang, ustensiles contaminés par le sang, comme le rasoir. Il ne semble pas que la toux ou les contacts cutanés soient susceptibles de transmettre le virus.

Que deviendra cette épidémie? Il est difficile de faire des pronostics. Les tests de dépistage existent, c'est ainsi qu'on estime déjà à deux millions le nombre d'Américains ayant été en contact avec le virus et parmi eux une grosse partie est susceptible de le transmettre. Vingt mille cas évolutifs sont actuellement recensés. L'incubation semble assez longue et à titre d'exemple on estime que 6 à 7 p.c. des sujets dépistés comme porteurs d'anticorps contre ce virus feront la maladie dans l'année et 15 à 25 p.c. dans les trois années suivantes. Beaucoup donc ne feront pas de pathologie réelle.

Si l'atteinte essentielle et génératrice de tout syndrôme est bien sûr l'immunodéficience, serez-vous étonnés d'apprendre qu'en toute logique, le traitement par les ADN-ARN dynamisés doit se révéler efficace dans cette affection? Les deux cas que j'ai en traitement évoluent favorablement comme par hasard et j'espère pouvoir en faire bénéficier d'autres patients atteints de cette maladie.

Ce chapitre restera donc ouvert et je serai amené à vous reparler de tout cela ultérieurement. Le hasard a fait qu'en achevant ce texte, je jette un coup d'œil sur le journal: un gros titre me servira de point final: «Le SIDA de Rock Hudson accélérera probablement la recherche médicale». Ne possédant pas la TV pour la raison très simple que personne chez nous n'a de temps à perdre, je ne connais pas cet acteur, ce qui explique sans doute mon étonnement devant le parallèle fait avec la recherche médicale, d'autant qu'à la lecture de l'article, j'apprends que le SIDA acquiert ses lettres de noblesse, grâce à la contamination d'un acteur homosexuel. Ainsi, tout doucement, je réalise que je ne suis plus de la génération actuelle...

Au moment de terminer ce livre, je n'ai pas matière à refaire un chapitre sur ce sujet; quelques lignes y suffiront.

J'ai eu la chance de rencontrer un confrère qui a une quinzaine de patients «SIDA» en traitement. Vu la pauvreté de la thérapeutique classique, il a accepté de mettre en route chez ces malades, une prescription d'ARN-ADN dynamisés avec une prise de cyclosporine en 5 CH tous les dix jours. De cette manière, je pourrai me faire une opinion autorisée des possibilités de ma thérapeutique à visée immunitaire, à tout le moins pour ceux d'entre eux qui auront opté pour un traitement homéopathique.

En ce qui concerne mes cas personnels, l'un d'eux a revu le service universitaire qui le suit depuis le début de son affection. Voyant ses résultats actuels, le responsable du service lui a dit qu'il était quasi guéri, *donc qu'il n'avait pas eu vraiment le SIDA*. Mon patient lui ayant fait remarquer que le virus avait été mis en évidence dans son sérum, il s'est entendu répondre que *de toute manière s'il avait vraiment eu le SIDA il n'aurait pas pu en guérir, qu'il pouvait continuer le traitement homéopathique mais qu'il n'y aurait pas de réponse à ma lettre de peur qu'elle ne soit publiée!* Esprit scientifique, où es-tu?

26

LA MALADIE, UN ACCIDENT DE PARCOURS?

Il est courant d'entendre dire: «J'ai *attrapé* telle ou telle maladie», comme si cette pathologie était tombée du ciel.

Bien sûr, il y a des maladies accidentelles; mises à part les pathologies traumatiques où c'est évident, on peut être exposé par exemple à une contamination massive à laquelle peu d'organismes peuvent faire face à cause de l'agressivité de l'agent infectieux. Cependant, même dans un cas aussi extrême, il y aura encore des différences très grandes entre ceux qui seront terrassés et d'autres qui ne feront qu'une pathologie mineure, voire insignifiante.

Sinon, il faut bien réaliser qu'en général la maladie n'est que la résultante d'une rupture biologique préparée progressivement et faisant ainsi le lit d'affections très diverses, même infectieuses, via une moins bonne défense contre l'agresseur. Biologique ne signifie pas qu'une cause psychologique ne puisse en être le primum movens; au contraire, plus j'avance dans la pratique médicale et plus je réalise qu'aucune maladie ne peut échapper à ces influences d'ordre psychologique.

Même la pathologie traumatique n'y échappe pas dans la mesure où le sujet atteint s'y est davantage exposé ou s'en est moins bien protégé à cause de son état d'esprit du moment. Il est aussi bien connu et admis que même le cancer peut être favorisé par l'immunodéficience qu'entraîne un état dépressif profond, surtout s'il s'accompagne d'un sentiment important de perte sur le plan affectif comme la mort d'un conjoint par exemple. Je viens encore d'en vivre un exemple. Je cite volontiers les papillomes (ou polypes) vésicaux comme l'indication la plus spectaculaire du traitement par ADN-ARN. Il est presque assuré que, dès l'emploi de ces remèdes, la cytoscopie faite systématiquement tous les six mois, confirme l'absence de récidive. Un de mes patients y répondait de cette manière favorable jusqu'au jour où le décès de son épouse le plongea dans un état dépressif profond. Dès le contrôle suivant, l'urologue put déceler plusieurs récidives au niveau de la vessie et il en est de même depuis lors à chaque cytoscopie.

Nous pouvons trouver dans des expériences de conditionnement la preuve de l'influence du cerveau sur le système immunitaire. On injecte à des souris, le Poly IC, un polynucléotide de synthèse connu pour son effet de stimulation des lymphocytes tueurs, en y associant une violente odeur de camphre. On répète cette expérience pendant dix jours en étudiant la réaction induite au niveau lymphocytaire. Si par la suite on soumet ces souris à l'odeur de camphre seule, on voit réapparaître un résultat semblable à celui obtenu par le Poly IC. Ceci illustre très nettement l'influence des stimuli cérébraux sur la fonction immunitaire ; on comprend aisément que des chocs psychologiques puissent en faire autant.

La rupture d'équilibre biologique n'exclut donc pas du tout une étiologie émotionnelle dont la résultante emprunte la voie des neurotransmetteurs et des influx nerveux dans les systèmes neuro-végétatif et cérébrospinal. Mais, me direz-vous, si l'origine émotionnelle est la même pour tous et si vous en considérez les effets comme biologiques, pourquoi la réponse peut-elle être si différente d'un sujet à l'autre ? C'est précisément toute la différence de « terrain » entre ces patients qui en est la cause. Il vous est certainement arrivé de dire d'un enfant : « C'est tout à fait le caractère de son père ou de sa mère ». La ressemblance ne se limite pas en effet à des traits physiques, le génotype, c'est-à-dire l'ensemble des caractères transmis, porte également sur les potentialités émotionnelles et le fait d'être placide ou anxieux, enthousiaste ou apathique, expansif ou réservé, tout cela fait aussi partie du génotype.

Ce mode réactionnel est basé sur des modalités réactogènes de nos cellules cérébrales, différentes d'un sujet à l'autre, même si fondamentalement l'anatomie en est identique. Si l'impact psychologique est le même, la réceptivité d'un chacun en particulier est différente au niveau biologique moléculaire et c'est ici dès le départ que je refuse une théorie vitaliste. Si la cause est d'ordre immatériel, la réponse elle, est bien matérielle d'ordre biologique et il n'est pas nécessaire d'invoquer un principe vital d'ordre philosophique pour en expliquer les conséquences heureuses ou malheureuses.

Quel intérêt y-a-t-il à vouloir insister un peu lourdement sur cette conception biologique à l'encontre d'une optique vitaliste? Il y aurait à cela plusieurs réponses et celle qui vient à l'esprit du médecin classique sera de paraître plus crédible, car l'optique vitaliste appartient à un passé médical bien révolu et non sans raisons.

En réalité, ce n'est pas sur ce plan que je me place, mais sur celui du médecin homéopathe qui, suivant sa tendance plus ou moins vitaliste, abordera de manière différente son patient. Hahnemann, dont j'ai à de nombreuses reprises mis en évidence l'esprit expérimental, a bien souligné qu'il faut prendre en compte la totalité des symptômes du malade dans la recherche de son remède et il a bien spécifié notamment le fait que le remède choisi doit couvrir également les symptômes de la maladie physique. Il le précise déjà au § 5 de l'*Organon* et il définit plus loin qu'il faut prendre à la fois les symptômes objectifs et subjectifs caractéristiques, en ajoutant qu'il faut choisir les plus frappants, les plus originaux, les plus inusités et les plus personnels. Il n'en fut plus tout à fait de même par la suite pour ses disciplines; Kent surtout, dans son optique vitaliste, qui est nettement moins apparente chez Hahnemann, a voulu donner une prépondérance presque absolue aux symptômes mentaux. Selon lui, la totalité des symptômes subit une hiérarchisation stricte quant à la valeur et cette totalité devient finalement «le minimum des symptômes de valeur maximum», avec notamment une préférence marquée pour le mental du patient et généralement un dédain pour les symptômes propres à la maladie. Notez que cette conception peut être très féconde car, vous le savez, l'homéopathie s'adresse à l'individu plutôt qu'à la maladie. Que dans cette optique on donne la préférence aux symptômes mentaux semble logique puisque ce sont eux qui caractérisent le mieux l'individualité du patient.

Mais à partir de cette vérité, certains explorent la voie dans tous les recoins en y ajoutant (— c'est fatal —), de multiples interprétations de ce qui est et «et de ce qui serait si»... Poussant les choses plus loin, certains fanatiques de la méthode ne se limitent plus à interpréter mais imaginent et tombent à la limite dans une douce divagation. C'est là évidemment une outrance favorisée précisément par une philosophie vitaliste exclusive au détriment de notions biologiques bien établies.

Les symptômes mentaux ont beaucoup d'importance s'ils se sont modifiés à l'occasion de la maladie. Ce n'est pas uniquement l'individu qui est en cause et qui doit être pris en considération, c'est aussi, chez ce patient, le changement intervenu dans sa manière d'être et la rupture d'équilibre biologique qui lui fait suite. Il est donc impérieux de traiter tout cet ensemble-là.

Évidemment, pas question de pouvoir changer fondamentalement l'individu lui-même. Prenez par exemple un agressif de nature. Il ne se trouvera pas dépaysé, ni même mal à l'aise dans un contexte hostile où au contraire sa tendance pourra se manifester. Voyez un pessimiste. La crise économique ne l'atteint guère puisqu'elle nourrit et justifie son pessimisme.

Prenez à l'inverse un sujet concilliant de caractère; il ne se sent heureux que dans l'harmonie, et l'agressivité des autres va le traumatiser puisque son type de réponse ne lui permet pas d'être agressif. Il va donc «encaisser» et cette rupture d'équilibre finira par se manifester au niveau d'un de ses organes par la voie du «computo» que je vous ai décrite. Si vous considérez le cas d'un optimiste, vous pouvez constater qu'il a un très grand besoin d'optimisme autour de lui, bien plus qu'un pessimiste, car sinon il serait malheureux comme un poisson dans une eau polluée.

Ce sont évidemment des cas extrêmes mais ainsi vous comprendrez mieux l'influence des agressions physiques: un chagrin profond surtout non exprimé, une peur intense, une colére excessive ou au contraire ravalée en raison de circonstances contraignantes. Nos cellules cérébrales réagissent brutalement à pareilles situations par un branle-bas biologique qui envoie dans les terminaisons nerveuses des influx désordonnés auxquels nos organes ne peuvent faire face qu'au prix de désordres fonctionnels. Mais si cette situation persiste ou se répète trop souvent, le pouvoir d'adaptation local s'épuise et des lésions apparaissent dans les organes dont la spécialisation a déterminé l'expression des gènes correspondant aux mêmes zones géniques fonctionnellement perturbées dans les cellules cérébrales en cause.

Les maladies par carence sont par contre beaucoup plus rares que ne l'imaginent les patients qui espèrent souvent trouver la solution dans la prise de vitamines, de sels minéraux, d'hormones. Les erreurs alimentaires sont plus souvent en cause et surtout l'action régulière de toxiques: les médicaments, le tabac mais aussi l'alcool et le vin en quantité excessive, même si le patient n'a pas l'impression d'en consommer beaucoup. C'est une rupture délibérée d'équilibre qui, tôt ou tard, se solde par des conséquences pathologiques.

Quant aux maladies infectieuses, nous avons vu que notre organisme est armé pour se défendre contre elles dans la mesure où cette défense n'est pas compromise par des erreurs alimentaires, un genre de vie trop déréglé, des altérations chroniques d'origine tabagique, des altérations biochimiques d'ordre toxique: alcool, médicaments, drogues ou intoxication plus ou moins larvée d'ordre professionnel ou alimentaire, vu les innombrables additifs ajoutés à notre nourriture et les substances nocives qui viennent polluer au départ la chaîne alimentaire animale ou végétale. Tout cela règle le degré de résistance de notre organisme sur base bien entendu de facteurs génétiques qui nous ont gratifiés d'un système immunitaire plus ou moins costaud.

Tout ce qui précède vous confirme que la maladie ou la bonne santé sont une question de surveillance quotidienne et que notre responsabilité est grande dans ce domaine. Il ne faut pas pour autant verser dans l'analyse anxieuse de tous les instants car, malgré tout, l'être vivant jouit d'une faculté étonnante d'adaptation: si ce n'était pas le cas, personne ne ferait de vieux os; au contraire, la longévité de l'espèce humaine connaîtra, je crois, encore une nette croissance malgré le handicap de la suppression partielle de la sélection naturelle qui auparavant éliminait impitoyablement les êtres faibles. Les progrès de l'hygiène, l'aide puissante de certains médicaments, notamment des antibiotiques majeurs dans les infections graves, les progrès considérables de l'anesthésie, des soins intensifs et de la réanimation permettant une chirurgie de plus en plus audacieuse ou gardant en survie artificielle pour une période limitée en cas de traumatisme grave ou de pathologie suraiguë de courte durée, tout cela y contribue bien sûr très largement.

On peut espérer en supplément que les exemples répétés et récents d'intoxication accidentelle massive amènent les pouvoirs publics à prendre les mesures d'assainissement qui s'imposent dans l'industrie et dans la chaîne agro-alimentaire.

Mais, à côté de tous ces éléments incontestables, pour ce qui concerne la qualité de la vie de tous les jours, pour vaincre sans effets secondaires beaucoup d'affections qui n'ont pas dépassé les capacités de défense normale de l'organisme et qui ne sont que la conséquence d'une défaillance fonctionnelle, je suis persuadé que l'homéopathie est susceptible de faire mieux qu'une thérapeutique médicamenteuse agressive.

Quant à la prévention des maladies, mises à part bien entendu les mesures qui ont permis l'éradication de pathologies infectieuses graves comme la variole et en bonne partie la poliomyélite, le traitement des troubles fonctionnels préalables par une thérapeutique de type énergétique, reste le voie la plus logique. Ceux qui ont vécu le bien-être général que procure l'administration du remède homéopathique adéquat, me comprendront sans peine.

Mais bien entendu, toute thérapeutique de substitution garde sa pleine valeur obligée, il n'est pas possible de corriger une carence définitive d'une fonction autrement que par l'apport du produit manquant, que ce soit l'insuline ou une hormone thyroïdienne par exemple. Il ne s'agit d'ailleurs pas ici d'une thérapeutique en loi des contraires, et toute thérapeutique de substitution trouve sa place à côté d'un traitement homéopathique sans risque d'un effet antidote.

Dans les cas ou les capacités réactionnelles du patient paraissent nettement dépassées par la gravité réelle que prend la maladie, une thérapeutique classique doit être envisagée mais peut très bien être épaulée par un traitement homéopathique associé.

Ce dernier pourra être poursuivi seul dès que l'état aigu sera terminé, car à ce stade le traitement en loi des contraires n'a plus son avantage de prothèse chimique obligée mais en garde par contre tous les effets secondaires.

Il ne s'agit pas là d'un avis partial ou émis sans fondements. J'invite mes confrères à en faire comme moi l'expérience sur eux-mêmes à l'occasion de manifestations bien objectivables d'ordre fonctionnel. En prenant des remèdes classiques efficaces, les symptômes disparaissent puis évoluent en dents de scie en fonction des périodes d'activité minima ou maxima du traitement. Apparaissent ensuite éventuellement des effets secondaires. J'en ai fait l'expérience sur moi-même en prenant comme référence des troubles vasculaires; après quelques jours de traitement, je ne me sentais plus réellement moi-même dans mon travail où je devais faire un effort de concentration pour aboutir au résultat que j'obtenais aisément auparavant.

La cessation de ce traitement me prouva que c'était bien lui qui était en cause. Or je suis persuadé que relatés par un patient, ces symptômes confirmeraient chez le médecin traitant la nécessité de traiter cette pathologie supplémentaire, ce qui alourdirait d'autant la thérapeutique et c'est ainsi que s'amorce le mécanisme des médications de plus en plus lourdes et prolongées.

Non seulement vous ne rencontrez pas ce genre d'inconvénients dans un traitement homéopathique, mais vous ne réalisez qu'après coup la disparition de votre affection tellement cela s'est fait généralement en douceur, quasi spontanément. Il y a là matière à étonner tous les confrères qui souhaiteront se soumettre à ce double test.

C'est d'ailleurs cette harmonie dans la guérison, source de joie de vivre, qui a vite fait de convaincre les patients nouveaux-venus à l'homéopathie. Cela explique leur prosélytisme qui pourrait a priori paraître étonnant et même suspect aux yeux de certains.

27

LE FAMEUX EFFET «PLACEBO»

Nous voici de nouveau plongés dans les tracasseries. Je suis une fois de plus confronté avec la difficulté de faire passer des idées non conformes au canevas classique. Je lisais, il y a quelques jours sous la plume d'un médecin, leader syndical et ordinal «... dans ce pays où, heureusement, l'information doit circuler librement et rapidement...». C'est faux, archi-faux en ce qui concerne une idée qui sort des sentiers battus en médecine.

J'ai écrit durant ces derniers mois six articles destinés à des revues médicales classiques en choisissant celles qui me paraissaient les moins contrôlées par des comités cerbères. J'attends toujours la publication des trois qui n'ont pas encore été refusés par les comités «scientifiques». Quelle dérision que cette épithète, car avoir une opinion à propos d'un sujet dont on ne connaît rien est aux antipodes d'un esprit scientifique.

Et pourtant, il ne se passe guère de jours où je ne constate l'authenticité clinique de l'efficacité des ADN-ARN. L'EGF commence à manifester lui aussi son activité dont je cherche à démêler les effets parmi ceux du traitement associé par acides nucléiques. Bien sûr, il serait plus facile de n'administrer que l'un ou l'autre de ces produits séparément mais que devient alors l'intérêt majeur du cancéreux qui a droit à toutes ses chances réunies dans une situation grave où il faut faire flèche de tout bois rapidement. L'anonymat froid d'un service universitaire peut se permettre pareille technique et incontestablement elle a son intérêt. Ne prendre que des patients dont la pathologie est bien cataloguée selon des critères bien définis et comparables; administrer au hasard à l'un une thérapeutique supposée active, à l'autre un produit chimiquement inactif, le fameux placebo ; prendre en plus la précaution de les affubler d'un numéro de code de façon que le médecin lui-même ignore ce qu'il prescrit ; attendre les résultats, les classifier strictement puis décoder la thérapeutique administrée : c'est toute la technique d'une étude randomisée en double anonymat.

Scientifiquement, cela peut paraître parfait, mais humainement ? Que devient l'éthique médicale pour ceux qui ont servi de témoins... ou de cobayes ? À cela, l'esprit cartésien répondra que ce sera tout bénéfice pour tous les patients qui ultérieurement profiteront de la certitude de l'efficacité du médicament testé. Je préfère néanmoins ma position de thérapeute, mon inconfort dans la preuve à fournir, mes doutes les jours où le mauvais sort me donne à revoir les « cas » où la maladie l'emporte malgré les espoirs de départ.

Par contre, cela m'empêche de fournir des chiffres comparables, les fameuses statistiques. Mes cinq cents patients cancéreux sont tous différents quant au point de départ de la tumeur, à son degré d'évolutivité, à la thérapeutique déjà subie, au stade déjà atteint, au traitement classique en cours et qui, par définition, doit le rester sans que je puisse le diriger. Impossible de trancher, sinon au cas par cas, ce qui n'a rien de probant et n'emportera la conviction que de ceux dont le côté humain prime l'esprit scientifique.

Aux yeux des autres « cela ne vaut pas d'être publié, il serait à la limite dangereux de diffuser des idées qui sortent du cadre de l'enseignement, donc en mon âme et conscience, je peux refuser l'article, mon devoir est accompli. *D'ailleurs n'est-ce pas tout simplement un effet placebo ?* »

Et nous revoilà à la case de départ. Alors attaquons sur le terrain de l'adversaire. Un de mes patients, reconnaissant pour la guérison de son hépatite par homéopathie, m'a demandé récemment de faire partie d'une commission universitaire d'étude sur l'effet Placebo. J'ai demandé quelques jours de réflexion avant d'accepter cette charge supplémentaire, puis j'ai acquiescé, car j'estime que de fait cette question mérite d'être étudiée et mieux connue.

Placebo, forme de la première personne du futur du verbe latin *placere*, veut dire, comme chacun sait, étymologiquement : « Je plairai », et désigne donc ce concept d'effet favorable a priori de l'administration d'un produit, actif ou non. Par extension, il désigne un produit inactif dont l'action de type thérapeutique apparent ne repose que sur cet a priori favorable.

Que cet effet d'ordre purement psychologique soit une réalité, cela ne fait aucun doute. D'ailleurs, l'inverse existe aussi ; on lui a même donné un nom, c'est l'effet « Nocebo », étymologiquement : « Je nuirai ».

Ainsi donc, il est bien connu et admis que selon son état psychologique de départ et en fonction de sa réaction à l'environnement de la consultation, le patient peut avoir, inconsciemment sans doute, une orientation favorable ou non quant à ses possibilités de guérison par le traitement prescrit.

Si tout médecin en est bien conscient, pourquoi faut-il que nos confrères classiques attribuent presque systématiquement au placebo la raison de nos succès en homéopathie? Ils ignorent apparemment que si l'environnement impressionne un malade, le decorum des prises de sang, radios et tutti quanti aurait plus de chances d'y contribuer que l'administration discrète d'un remède homéopathique.

Il est difficile d'estimer le pourcentage d'effet placebo dans toute thérapeutique. Les études en double aveugle montrent qu'il est loin d'être négligeable et si on s'adresse à des cas fonctionnels, son impact sera vraisemblablement plus important que lorsqu'il s'agit de lésions bien établies et ancrées depuis longtemps. Or, les malades fonctionnels représentent une part importante de la clientèle d'un généraliste.

Loin de moi l'idée de rejeter la réalité de cet effet placebo. Hahnemann fut d'ailleurs un précurseur dans ce domaine-là aussi, puisque non seulement il en fut conscient, mais il eut recours systématiquement à la prescription d'un produit inerte dans les cas où il ne voulait pas interférer avec une action thérapeutique en cours, ou dans les cas trop embrouillés afin d'en décanter les symptômes essentiels, ceux qui persistent après la disparition des symptômes parasites.

De nos jours, certains médecins homéopathes prônent même

le recours systématique à la prescription placebo à la première consultation pour être sûr de ne pas s'engager sur une mauvaise piste thérapeutique et de ne pas embrouiller l'avenir du traitement par une prescription erronée.

Les plus convaincus préconisent de continuer cette même prescription de placebo aussi longtemps que le patient s'estime en amélioration, à condition que l'examen clinique le permette. Ce n'est qu'à la fin de ce bien-être de cause illusoire qu'il faudrait rechercher les symptômes résiduels, susceptibles d'indiquer le remède le plus personnalisé au cas du patient.

L'argumentation est probablement exacte mais l'idée de faire de même me rebute et mes amis pharmaciens savent que je n'ai pas recours à cette forme de prescription. Personnellement, j'estime que prescrire de la sorte, c'est malgré tout tromper son patient même si l'intention est des plus louables. Je considère qu'un malade doit être à même de comprendre et d'admettre l'absence de prescription si son intérêt l'exige.

J'attends donc avec curiosité la première réunion prévue pour cette étude de l'effet placebo. Cette commission est patronée par un professeur d'université renommé, j'apprécie l'occasion d'entendre son avis à ce sujet et son expérience en la matière.

28

LES AFFECTIONS PSYCHOSOMATIQUES

J'ai déjà abordé incidemment ce sujet dans les pages qui précèdent, mais, à ce stade de nos échanges, je crois qu'il mérite une petite conversation privilégiée. C'est un vocabulaire qui vous étonne peut-être mais depuis le début j'ai l'impression de dialoguer avec vous et je ressens vos réflexions et vos remarques; je vous souhaite d'avoir cette sensation car, si elle m'a aidé à écrire tout ce qui précède, elle vous aidera peut-être vous aussi à aller jusqu'au bout de ce petit ouvrage sans doute très particulier.

J'ai fait allusion à la notion médicale du stress qui sous l'angle biologique se manifeste par un mécanisme hormonal stéréotypé, toujours le même, quelle qu'en soit la cause, où le couple hypophyso-surrénalien joue le rôle dominant. Je vous ai dit à cette occasion que la notion de stress pouvait être à sa façon étendue à l'échelon cellulaire avec des conséquences elles aussi systématiques, bien codifiées sous l'angle moléculaire.

Nous retrouvons ce canevas de réponse systématisée au niveau cérébral également, avec des mécanismes physicochimiques mis en lumière par Laborit qui rejoint par la cybernétique les interprétations biologiques, jugées matérialistes, auxquelles j'ai consacré déjà quelques pages.

L'essence du travail cérébral est dirigé vers l'action. Même si certains doux rêveurs utilisent ces fonctions cérébrales tellement sophistiquées à élaborer à longueur de journées des programmes d'inactivité, la grande majorité des humains met à profit ce potentiel créatif dans son objectif premier qui est l'action.

Rejoignant en cela les animaux, nous pouvons satisfaire ce besoin d'action en nous laissant entraîner par des pulsions innées que peuvent satisfaire des actes élémentaires : manger, boire, procréer. Ces fonctions dépendent de structures cérébrales archaïques que nous trouvons dans le cerveau reptilien, terme qui indique très bien le degré d'évolution de ces fonctions.

Mais, bien entendu, la majeure partie de notre activité cérébrale se fait à un niveau supérieur, spécifiquement humain, le néo-cortex. Ces fonctions ne relèvent plus de l'inné mais de l'acquis, et sont élaborées à partir d'un potentiel mémorisé.

Si, comme l'animal, nous pouvons être satisfaits après avoir répondu à des pulsions innées, la réponse gratifiante sera par contre d'un ordre bien plus élevé si elle provient d'une solution positive à une sollicitation dans le domaine des processus acquis. La chaîne nerveuse qu'empruntent ces influx est celle du « medial forebrain bundle » — ou système de la récompense — qui relie au cortex des centres moins nobles du tronc cérébral et de la formation réticulée. Au lieu de cette approche positive, la situation exige parfois au contraire une réaction de fuite ou de lutte, toujours basée sur une expérience mémorisée ; dans ce cas, les influx mis en jeu empruntent la voie du « periventricular system » encore appelé système de la punition non conditionnée.

Ces deux situations sont néanmoins gratifiantes dans leurs conséquences, qu'elles soient d'emblée positives ou qu'elles se contentent d'avoir évité une solution négative ; c'est pourquoi dans les deux cas elles relèvent du système activateur de l'action (S.A.A.).

Par contre, quand la situation débouche sur une punition sans possibilité de lutte ou de fuite dont l'expérience aura montré l'inefficacité en pareil cas, c'est le système inhibiteur de l'action (S.I.A.) qui est mis en jeu et c'est ici qu'apparaîtront l'angoisse et les maladies psychosomatiques.

On peut très facilement reproduire cette situation en laboratoire sur des rats en provoquant pendant sept minutes par jour durant sept jours consécutifs des décharges électriques. Si par apprentissage ils ont pu trouver une solution pour les éviter, l'expérience se fera sans aucun dommage pour eux. S'ils ne peuvent les éviter et s'ils ont été placés à raison de deux animaux par cage, on constate qu'il vont se défouler en luttant entre eux et ce passage à l'action leur évitera des retombées pathologiques.

Par contre la même situation de décharges inévitables sur des rats isolés, obligés de la subir passivement, provoque une hypertension artérielle stable, plus marquée encore un mois plus tard. Dans ce cas, en effet, le système inhibiteur de l'action est entré en jeu et a déclenché une réaction hypophyso-cortico-surrénalienne avec décharge de glucocorticoïdes qui à leur tour stimulent le S.I.A.. Il s'agit donc d'une situation auto-entretenue aussi longtemps qu'une réponse gratifiante n'aura pu être fournie.

Le S.A.A. axé sur la lutte ou la fuite s'accompagne d'une décharge d'adrénaline, hormone des situations d'urgence, sécrétée par cette autre partie de la surrénale, la médullo-surrénale qui fonctionne de façon indépendante, quoique étant englobée anatomiquement par la corticosurrénale. Cette adrénaline donne, dans un premier temps, une réaction de vasoconstriction suivie par une réaction inverse de vasodilatation dans les territoires musculaires qu'emprunteront les réactions de lutte ou de fuite.

Au contraire, la réaction d'alarme déclenchée par le S.I.A. amène une sécrétion d'ACTH hypophysaire sous l'influence du releasing factor synthétisé dans l'hypothalamus. Cette attente de l'action ou l'impossibilité d'y donner suite va, par la voie des glucocorticoïdes de la cortico-surrénale et de la noradrénaline des terminaisons sympathiques périphériques, déboucher sur les maladies d'inhibition résultant de cette attente en tension.

C'est alors qu'apparaîtront hypertension artérielle, ulcère d'estomac ou divers symptômes fonctionnels qui porteront un nom différent parce qu'ils affectent un organe différent mais qui en réalité ne seront que des facettes d'une même maladie.

Si la situation est plus grave, ou plus durable, ou si le sujet a déjà préalablement un équilibre perturbé, alors apparaîtront les maladies mentales. Ce sera le domaine des névroses, si le malade a conservé le désir plus ou moins manifesté de s'exprimer soit clairement, soit par des voies détournées. Cela deviendra au contraire le domaine des psychoses, si le patient perd pied et se réfugie dans l'imaginaire sans plus aucune velléité, même détournée, de chercher à s'exprimer.

Toute pathologie fonctionnelle — ce qui correspond à la majorité des motifs de consultation de médecine générale — se situe dans une sphère accessible de façon privilégiée à la thérapeutique homéopathique.

Et ce pourcentage ira croissant avec l'évolution sociale de plus en plus hiérarchisée, plaçant à tout bout de champ un supérieur ou un agent de l'ordre ou un fonctionnaire tatillon, en travers de solutions satisfaisantes pour le S.A.A.. L'impossibilité d'agir de façon gratifiante à cause d'un quelconque képi, va dérouter cet influx dans le S.I.A. avec ses conséquences pathologiques inéluctables, si cette situation se répète à longueur d'années.

La solution n'est pas dans la drogue ou ses succédanés, alcool, tranquillisants et sommifères. Elle réside en partie dans l'expression verbale qui servira de soupape de sûreté ou dans diverses techniques ou situations de relaxation qui seront autant de dérivatifs momentanés. Elle résidera surtout dans la création artificielle et médicamenteuse chez le patient d'une situation semblable mais dont l'intensité d'impact sera proportionnée aux possibilités même diminuées par la maladie de cet organisme. Ce dernier pourra ainsi, par la riposte à cette agression médicamenteuse a minima du remède homéopathique à son cas personnel, retrouver la manière de faire face à la situation que lui cause le même type d'agression; le chemin du S.A.A. lui est à nouveau tracé.

C'est le résultat gratifiant de la mise en œuvre de ce système activateur de l'action qui déclenche la sensation de bien-être général résultant de l'administration de ce remède analogue, semblable à la situation pathologique, donc de ce remède homéopathique bien adapté au cas spécifique du patient.

Ne cherchez pas plus loin le pourquoi de l'engouement pour l'homéopathie de ceux qui ont vécu cet apaisement psychologique après avoir essayé les paradis artificiels médicamenteux dont ils ont pu ressentir l'inconfort et constater en fin de compte le manque d'efficacité.

Vous aurez compris de la même manière le caractère péjoratif de l'inactivité et les effets défavorables de la passivité. Seule l'action peut être gratifiante pour plusieurs raisons. Elle est l'objectif premier de notre système nerveux créé dans ce but et façonné dans cette perspective par une évolution phylogénique portant sur des milliards d'années. Elle est aussi la condition sine qua non du passage par le S.A.A.; ce système activateur de l'action sous-tendu par les structures nerveuses adéquates et par le support hormonal adapté débouche par définition sur la situation gratifiante qu'il procure. Même le travailleur manuel le moins cultivé ressent ce bien-être secondaire à l'activité pour autant qu'elle ait pu se réaliser, sinon avec enthousiasme, en tout cas sans l'impression d'agir contre son gré. Une troisième raison du côté gratifiant de l'action, c'est qu'elle débouchera, sauf malchance, sur un but recherché au départ, donc gratifiant dans sa réalisation.

Sur le plan de la physiologie que je vous ai développée, le fait que les deux systèmes, l'activateur et l'inhibiteur, soient antagonistes, explique très bien que l'action soit le meilleur antidote de l'inhibition et de l'angoisse qui l'accompagne.

Je ne veux pas ici rompre une lance en faveur de l'action à tout prix: si elle n'est pas positive ce ne sera qu'une fuite en avant. Mais je voudrais attirer l'attention sur l'aspect néfaste de l'inactivité et de la passivité si répandues à notre époque et en partie responsables des maux qui la caractérisent.

Et, au risque de faire sourire, je ne résiste pas au plaisir d'appeler à la rescousse Robert Lamoureux qui, dans les années cinquante, a eu l'inspiration du petit chef-d'œuvre que voici, dont la profondeur contraste avec certains autres aspects de son auteur:

«Vous me dites, Monsieur, que j'ai mauvaise mine;
Qu'avec cette vie que je mène, je me ruine;
Que l'on ne gagne rien à trop se prodiguer;
Vous me dites, enfin, que je suis fatigué.

Oui, je suis fatigué: la voix, le cœur, la rate.
Je m'endors épuisé; je me réveille las,
Mais, grâce à Dieu, Monsieur, je ne m'en soucie pas.
Ou, quand je m'en soucie, je me ridiculise.
La fatigue souvent n'est qu'une vantardise.
On n'est jamais aussi fatigué qu'on le croit.
Et quand cela serait, en aurait-on le droit?

Je ne vous parle pas des sombres lassitudes
Qu'on a lorsque le corps, harassé d'habitudes,
N'a plus pour se mouvoir que de pâles raisons;
Lorsqu'on a fait de soi son unique horizon;
Lorsqu'on n'a rien à perdre, à vaincre ou à défendre.
Cette fatigue-là est mauvaise à entendre;
Elle fait le front lourd, l'œil morne, le dos rond
Et vous donne l'aspect d'un vivant moribond.

Mais se multiplier sous le poids formidable
Des vies dont un beau jour on s'est fait responsable;
Savoir qu'on est l'outil, qu'on est le lendemain,
Savoir qu'on a des joies ou des pleurs dans les mains,
Savoir qu'on est le chef, savoir qu'on est la source,
Aide une existence à poursuivre sa course
Et pour cela se battre à s'en user le cœur.
Cette fatigue-là, Monsieur, c'est du Bonheur.

Et sûr qu'à chaque pas, qu'à chaque action qu'on livre
On va aider un être à vivre ou à survivre;
Et sûr qu'on est le port, et la route et le gué,
Où prendrait-t-on le droit d'être trop fatigué?

Ceux qui font de leur vie une belle aventure,
Marquant chaque victoire en creux sur la figure;
Et quant le malheur vient y mettre un creux de plus,
Parmi tant d'autres creux, il passe inaperçu.

La fatigue, Monsieur, c'est un prix toujours juste;
C'est le prix d'une journée d'effort et de lutte;
C'est le prix d'un labeur, d'un mur ou d'un exploit;
Non pas le prix qu'on paie, mais celui qu'on reçoit.
C'est le prix d'un travail, d'une journée remplie;
C'est la preuve, Monsieur, qu'on vit avec la vie.

Quand je rentre la nuit et que la maison dort,
J'écoute mes sommeils et là, je me sens fort;
Je me sens tout gonflé de mon humble souffrance,
Et ma fatigue alors est une récompense.

Et vous me conseillez d'aller me reposer?
Mais si j'acceptais, là, ce que vous proposez,
Si je m'abandonnais à votre douce intrigue,
Mais je mourrais, Monsieur,... doucement... de fatigue.»

29

ALIMENTATION ET CANCER

Les études épidémiologiques montrent une disparité significative dans la répartition géographique de certains types de cancer. Sur base de ces données, on peut suivre l'évolution des sujets migrant de ces régions vers d'autres; il apparaît dans ces études que le facteur causal de cette disparité est d'ordre nutritionnel.

En voici un exemple parmi d'autres: on sait que les Japonais ont un taux de cancer gastrique nettement plus élevé, attribué à leur consommation de légumes saumurés et de poisson séché ou salé. Ces aliments sont riches en précurseurs de nitrosamines et contiennent même déjà des nitrosamines préformées. Ces précurseurs — nitrates, nitrites et amines — sont transformés en milieu acide (comme dans l'estomac) en nitrosamines cancérigènes, sauf si cette réaction est bloquée par la présence de vitamine C provenant de légumes et fruits frais ou consommée telle quelle.

Alors qu'au début du siècle le cancer de l'estomac était également prédominant aux États-Unis, on assista à une chute libre de cette fréquence à partir des années 1930 en faveur du cancer du côlon dû à la pauvreté de l'alimentation en fibres dans ce pays et à sa richesse en viande et en matières grasses.

Les Japonais qui migrent en Amérique, et en particulier à Hawaï où cette étude a été réalisée, voient leur taux de cancer de l'estomac en baisse nette et l'inverse pour le cancer du côlon; après une ou deux générations, ils s'alignent sur la population américaine en matière de répartition et de fréquence du cancer.

Les exemples de ce genre ne manquent pas, au point que les nutritionistes et les cancérologues sont d'accord pour admettre que l'alimentation peut jouer un rôle dans 30 à 60p.c. des cancers. En résumant et en simplifiant ce vaste problème, on peut dire qu'il est bénéfique sous l'angle de la prévention du cancer d'augmenter la consommation d'aliments riches en fibres (pain complet — céréales complètes — son — légumes et fruits), de diminuer celle de la viande au bénéfice des céréales complètes et du poisson à consommer une à deux fois par semaine et aussi surtout supprimer les graisses carbonisées: fritures trop souvent utilisées, barbecue... Par exemple faire frire du bacon ou des saucisses suffit à produire de la nitrosurée qui est à la fois cancérigène et immunosuppressive. Il faut veiller en outre à un apport suffisant des vitamines A — C — E par le recours aux fruits et aux légumes frais ou à la rigueur surgelés.

Indépendamment de ces considérations, la composition du sol peut jouer un rôle via les oligo-éléments essentiels que les aliments vont y puiser et nous apporter dans notre assiette. C'est ainsi que la pauvreté de notre sol en magnésium a justifié par le passé l'intérêt d'un apport complémentaire de ce produit. Les travaux de Delbet datant du début du siècle ont mis en évidence cette relation du manque de magnésium avec une incidence plus élevée de cancers dans nos régions, mais depuis lors, nous ne consommons plus exclusivement des produits de notre terroir et notre régime alimentaire ne présente plus comme au début du siècle cette carence nette en magnésium.

L'intérêt d'en consommer en supplément est donc devenu beaucoup plus relatif et certainement beaucoup moins impérieux. L'avantage du magnésium est qu'il se fixe à l'extérieur de la chaîne de l'ADN en la consolidant contrairement à d'autres métaux, comme le mercure et le plomb par exemple qui se fixent à l'intérieur de la chaîne en l'ouvrant, ce qui l'expose aux cancérigènes.

S'il est donc moins impérieux d'en consommer dans une recherche de prévention du cancer, par contre, l'apport supplémentaire de magnésium paraît plus intéressant dans la prévention des affections cardiovasculaires telles que l'hypertension, l'infarctus du myocarde et les troubles du rythme cardiaque. Des travaux récents ont bien montré l'intérêt préventif de l'administration de magnésium dans ce domaine.

Le cas du sélénium semble par contre plus préoccupant dans la réceptivité au cancer et on peut demander si un supplément de ce métal n'est pas souhaitable chez nous. Des études récentes ont déterminé que l'apport moyen de sélénium est dans notre pays de 60 microgrammes par jour alors que l'apport optimal serait de l'ordre de 250 à 300 microgrammes.

Considéré jusqu'il y a peu d'années comme un produit uniquement toxique, le sélénium a gagné son titre d'oligo-élément essentiel depuis 1957 par la mise en évidence chez le rat de l'effet de prévention du sélénium dans la nécrose du foie chez cet animal. C'est en 1973 que le mécanisme d'action en a été élucidé en montrant l'intervention essentielle du sélénium dans une enzyme, la glutathion peroxydase, chargée de la métabolisation des peroxydes. Ces derniers jouent un rôle physiologique dans la phagocytose et la synthèse de certaines prostaglandines, mais par contre, si leur concentration est excessive comme dans la carence en sélénium, ces peroxydes détruisent des composants cellulaires, y compris l'ADN, d'où nécrose au niveau du foie, du cœur et du pancréas avec perturbations inflammatoires et immunitaires, entre autres des manifestations d'anémie hémolytique.

Pour ce qui concerne le cancer, des études épidémiologiques, expérimentales sur animaux et prospectives chez l'homme, ont montré l'influence nocive des concentrations insuffisantes en sélénium chez les cancéreux. Des travaux récents datant de 1983 à 1985 ont montré que des sujets à taux sérique insuffisant en sélénium, déterminé il y a plusieurs années, ont manifesté par la suite une incidence plus élevée de cancer allant jusqu'au triple de la normale.

En plus de son effet protecteur contre les peroxydes et certains radicaux libres, le sélénium joue un rôle favorable dans la détoxification des métaux lourds et des substances cancérigènes en général; il stimule le système immunitaire et freine le mécanisme de croissance cellulaire dans le cancer.

Les radicaux libres en excès, non détoxiqués, peuvent également agir sur les phospholipides des membranes cellulaires, notamment au niveau cérébral; les résidus de ce catabolisme — des agents de liaison, surtout la malonedialdéhyde (MDA)

— se lient avec des molécules intracellulaires (protéines, lipides et acides nucléiques). Ce processus entraîne ainsi une rigidification progressive des structures et des fonctions métaboliques cérébrales, responsable d'un vieillissement intellectuel progressif ; ce dernier sera encore aggravé par voie de conséquence par la perturbation que cause ce mécanisme dans la libération des neurotransmetteurs et dans l'autorégulation sanguine. Voilà donc une indication supplémentaire pour le sélénium qui peut être avantageusement assisté dans son efficacité par la vitamine E.

Il ne faut cependant pas pour autant prendre au pied de la lettre les données chiffrées et en déduire le besoin d'un apport important en sélénium, qui reste malgré tout un élément toxique à partir d'un certain dosage. Il faut en outre tenir compte de la propriété d'adaptation qui est la caractéristique de toute forme de vie et qui se traduira dans l'organisme humain par une exacerbation des mécanismes d'assimilation et un ralentissement de l'élimination, ainsi que par des mécanismes de compensation entre métaux.

Néanmoins, un apport de sélénium sous forme d'oligo-élément peut-être recommandé en attendant les résultats des expériences en cours à propos d'un apport pondéral complémentaire en sélénium chez les sujets carencés. Il n'est pas question bien sûr de vouloir pour autant réduire l'homme à la biologie, mais il est évident que sa physiologie et sa physiopathologie sont déterminées par cette biologie d'où l'essor grandissant de ce qui sera demain une médecine non plus tissulaire ou cellulaire mais moléculaire. Assez étrangement l'homéopathie, médecine de l'homme total, doit, pour arriver à cette finalité, connaître et mettre à profit cette médecine moléculaire de l'avenir.

De la même manière, le médecin homéopathe doit être à l'écoute de toutes les découvertes qui peuvent avoir des retombées sur la santé en modifiant l'environnement. C'est le cas de la géobiologie qui doit détecter et neutraliser d'éventuelles ondes nocives d'origine tellurique ; c'est le cas également de l'oïkobiologie qui doit veiller d'une manière plus générale à la santé de l'habitat. Il s'agit bien entendu d'un domaine qui concerne l'architecte averti et éclairé, mais le médecin doit être conscient qu'il existe des facteurs d'environnement de ce genre à la base de certaines pathologies d'étiologie apparemment mystérieuse.

30

LA CYCLOSPORINE EN HOMÉOPATHIE

La cyclosporine A est un médicament découvert par la firme Sandoz il y a une dizaine d'années et employé dans les greffes d'organes depuis lors. En effet, lors de ces interventions, le système immunitaire du patient greffé va détecter la présence des cellules étrangères qui constituent le greffon et mettre en œuvre un mécanisme de rejet dans lequel interviennent les lymphocytes, une variété de nos globules blancs. Il faut donc empêcher ce processus physiologique qui, dans le cas présent, vient s'opposer à ce qui est généralement le traitement de la dernière chance pour le patient ; c'est entre autres la cyclosporine qui est alors employée pour y faire obstacle, en affaiblissant de manière importante mais calculée le système immunitaire de l'opéré.

Fin octobre 1985, trois médecins de l'hôpital Laennec de Paris organisent une conférence de presse pour annoncer un succès assez inattendu du traitement par la cyclosporine chez deux patients atteints du SIDA. Succès inattendu pour tous les médecins classiques puisque la cyclosporine est, nous l'avons vu, un puissant agent immuno-suppresseur et que le SIDA est le prototype des états d'immuno-déficiences ; il est pour le moins contradictoire d'accroître sciemment un état déficitaire aussi grave. Pour les promoteurs de la méthode, l'explication en est que cette cyclosporine empêche l'activation des lymphocytes auxiliaires (baptisés T4) qui sont la cible du virus du SIDA. Le virus LAV-HTLV III ne peut se répliquer, se multiplier, que si son hôte T4 est activé. En l'absence d'activation, ce dernier va finir par disparaître et avec lui les virus qu'il contient, tandis que les T4 sains, nouveau-nés dans la moelle, viendront prendre la place des lymphocytes T4 infectés. Cette interprétation peut paraître rationnelle, mais cependant elle n'explique pas une remontée aussi spectaculaire des T4 chez ces deux patients en quelques jours. De plus il a fallu, hélas ! très rapidement déchanter car le patient qui montrait le plus beau résultat mourait huit jours après la conférence de presse.

C'est un exemple de l'emploi en médecine classique de la loi des semblables à dose pondérale. Je vous donnerai un peu plus loin un autre exemple qui a trait directement à la thérapeutique par ARN-ADN mais, dès à présent, j'attire votre attention sur cette application de la loi de similitude sans le savoir et en ignorant les modalités de cette application, ce qui peut être catastrophique.

Vu l'effet d'immuno-dépression que crée à dose pondérale la cyclosporine, il était logique que nous en ayons fait l'essai en homéopathie et notamment dans le SIDA, non dans l'espoir d'éliminer les lymphocytes auxiliaires T4 de façon spécifique, mais bien dans l'application raisonnée de la loi de similitude.

Le rapport T4/T8 entre les lymphocytes auxiliaires (T4) et les lymphocytes suppresseurs ou cytotoxiques (T8) est un des critères biologiques les plus fiables pour dépister les états d'immuno-déficience, que ce soit dans le SIDA mais aussi dans d'autres états immuno-déficitaires acquis notamment par agressions virales répétées. Ces patients déficients au point de vue immunitaire sont cependant encore capables de réagir à une agression de type immuno-suppresseur à condition que celle-ci soit adaptée aux possibilités réactionnelles limitées de leur organisme.

Si cette agression est trop violente — la cyclosporine à dose pondérale par exemple —, l'effet rebond peut encore se manifester mais l'organisme y utilise ses dernières cartouches, c'est ce qui s'est passé vraisemblablement chez les patients de l'hôpital Laennec. Par contre une « agression » de même type mais à dose infinitésimale, donc non toxique, va créer aussi l'effet rebond mais sans que la toxicité du traitement puisse tuer le patient, incapable de supporter dans cet état l'agressivité, notamment rénale, d'une molécule aussi nocive.

L'effet « agressif » a minima de la cyclosporine à doses infinitésimales ne risque pas ce piège d'autant moins que, dans le traitement homéopathique, j'y associe toujours les ADN-ARN qui sont, je vous l'ai dit, des régénérateurs de toute cellule noble. Ces dynamisations d'ADN-ARN doivent même précéder, accompagner et suivre chaque prise isolée de cyclosporine de manière à protéger l'organisme trop affaibli contre cette «agression» même très réduite, à stimuler l'effet rebond et à l'entretenir. Le résultat en sera d'autant plus déterminant que par eux-mêmes, ces ARN-ADN ont déjà une action d'immuno-restauration. La cyclosporine à dose infinitésimale vient la compléter et dans le SIDA en polariser l'effet bénéfique au niveau des lymphocytes T4. En effet, ces derniers sont la cible privilégiée de la cyclosporine qui en empêche l'activation et aussi celle des virus LAV-HTLV III, l'agent du SIDA; de plus, l'action de ce virus amène un effondrement du rapport T4/T8 de la même manière que l'emploi de la cyclosporine dans les greffes d'organes se traduit par cette même diminution du rapport T4/T8. On ne pouvait espérer une similitude plus spécifique, ce qui explique les résultats que nous obtenons en homéopathie par l'emploi d'une dynamisation infinitésimale de cyclosporine dans le traitement du SIDA.

Cet exemple est en plus très révélateur de l'authenticité de la loi des semblables mais aussi du danger de l'appliquer sans le savoir ou tout au moins sans en connaître le maniement et les risques si on ne l'applique pas à doses infinitésimales. Ces situations vont se reproduire de plus en plus souvent, car l'industrie pharmaceutique est à la recherche de médicaments analogues notamment dans la thérapeutique du cancer; elle mettra ainsi à la disposition du corps médical les éléments de ces applications de la loi de similitude.

Les analogues sont des molécules très voisines d'autres molécules, responsables en physiologie ou en physiopathologie d'un mécanisme qu'on désire entraver dans un but thérapeutique. En fournissant l'analogue dont la cellule s'empare, on réussit à faire avorter le mécanisme qui ne peut fonctionner qu'avec la molécule originale. C'est une des voies les plus explorées actuellement dans la recherche cancérologique.

La presse de ces jours me confirme dans cette opinion que j'ai déjà souvent émise et publiée: les traitements d'éradication des tumeurs ont atteint à peu près leurs limites et c'est vers la stimulation des défenses immunitaires que devra s'orienter la thérapeutique en oncologie. La découverte du professeur Steven Rosenberg de l'Institut National du Cancer de Bethesda près de Washington fait les gros titres des journaux de ce 6 décembre 1985. Voici en deux mots en quoi elle consiste.

Je viens de vous dire que les lymphocytes T8 sont des cellules cytotoxiques, des cellules tueuses, dont le rôle est d'éliminer les cellules étrangères ou devenue telles, par exemple les cellules cancéreuses ; les lymphocytes T8 vont donc s'attaquer aux cellules malignes, pour autant que le système immunitaire puisse les détecter comme étant devenue étrangères par rapport aux cellules normales de l'organisme. Pour qu'il puissent accomplir ce rôle, les lymphocytes T8 doivent être préalablement activés par une sorte d'hormone à action locale, l'interleukine 2 produite par les T4. Très récemment, cet aspect de la défense immunitaire a pu être exploité grâce au fait que l'interleukine 2 (Il 2) peut être obtenue à l'état très pur et en grande quantité. L'ingénierie génétique permet en effet l'expression dans les bactéries du gène de l'interleukine ; ce gène préalablement isolé de l'ADN est greffé dans l'ADN de ces bactéries et reproduit ainsi de manière spécifique et en grande quantité vu la rapidité de multiplication de ces organismes.

Dans un premier temps, on a pu montrer qu'en cultivant des lymphocytes normaux de souris en présence d'interleukine 2, on obtenait des lymphocytes activés (LAK = Lymphokine – activated killer cells) doués d'une activité destructrice contre de nombreuses tumeurs. L'injection de ces LAK avec de l'Il 2 augmentait considérablement la défense antitumorale de ces souris.

Le professeur Rosenberg a essayé d'appliquer cette méthode à l'homme. De la même manière, il a tenté de prélever les globules blancs du patient cancéreux, de les mettre en culture pour les développer en plus grand nombre et cela en présence d'interleukine 2 pour les activer, ensuite de réinjecter à ce patient ses propres globules blancs renforcés dans leurs potentialités et particulièrement stimulés dans leur optique cytotoxique vis-à-vis des cellules cancéreuses. Et cela marche !

Mais bien sûr que cela marche, mais à quel prix, et au compte-goutte. Il faut en effet pratiquer ce traitement en service de soins intensifs car les effets secondaires de l'Il 2 sont parfois spectaculaires. Notamment la rétention d'eau qui en est la conséquence dépasse 1/10 du poids du corps ce qui entraîne un œdème pulmonaire interstitiel nécessitant parfois l'intubation pour instaurer une ventilation assistée. Il n'est donc possible actuellement de traiter que quelques patients à la fois et le prix de la cure atteint la coquette somme de 30.000 dollars. Les résultats sont encore fragmentaires mais encourageants puisque certains patients sont en rémission complète... mais pour combien de temps?

Puisque cela marche, n'est-il pas aussi élégant de réaliser une démarche du même genre dans l'organisme même du cancéreux? C'était déjà le rôle du traitement que je vous ai décrit par les ADN-ARN assistés par d'autres remèdes immuno-modulateurs. J'ai réussi à obtenir de l'Il 2; son administration en basses dynamisations par la voie perlinguale devrait potentialiser l'efficacité du traitement précédent.

Nous aurons l'occasion d'en reparler plus loin mais, dès à présent, il faut réussir à en faire passer l'information, à la faire connaître aux médecins et particulièrement aux responsables universitaires et cela par des voies crédibles a priori pour eux, c'est-à-dire par les grandes revues médicales internationales qui resteront obstinément fermées à toute tentative de ce genre. Alors, à défaut de ces voies d'informations classiques, faudra-t-il me résoudre à alerter l'opinion publique par les médias? C'est ce que je ferai, s'il le faut.

31

LES DERNIERS ÉLÉMENTS DU PUZZLE?

À plusieurs reprises, j'ai fait allusion à la carence dans ma thérapeutique d'un volet essentiel: l'élément éradicateur. Les ADN-ARN soutenus dans leur action par des immunomodulateurs, constituent la base d'une immunothérapie efficace, mais dont le manque de spécifité se solde par une activité insuffisante en regard de l'agressivité de l'affection à traiter.

Notre défense immunitaire se fait grosso modo sur deux plans: celui de l'immunité humorale et celui de l'immunité cellulaire.

La première est sous-tendue par la production d'anticorps formés par les lymphocytes B. Ces anticorps doivent théoriquement s'attaquer aux cellules porteuses d'un antigène spécifique; en réalité, l'expérience a montré que cette agression est insuffisante et au contraire parfois nocive. En effet, en coiffant l'antigène à éliminer mais sans parvenir à le détruire, ces anticorps qu'on a qualifiés de bloquants, masquent cet aspect antigénique et de ce fait empêchent des cellules plus performantes de jouer leur rôle car elles ne reconnaissent plus l'intrus à détruire. Nous verrons plus loin que l'administration des ADN-ARN personnels du patient semble exacerber cette défense humorale au point de la rendre cliniquement efficace et biologiquement objectivable. L'infanterie de l'immunité cellulaire est constituée notamment des NK (les natural killers ou «tueurs naturels») et des LAK dont nous venons de faire la connaissance. Ces cellules tueuses ne sont pas spécifiques d'un antigène déterminé; les NK existent d'ailleurs à l'état normal avant toute immunisation éventuelle due à la présence de cellules anormales, les LAK sont induits artificiellement à partir de cellules précurseurs comme nous venons de le voir.

Les NK et les précurseurs des LAK n'appartiennent ni à la classe des lymphocytes B ni à celle des lymphocytes T ; les LAK ont une activité anti-tumorale nettement plus efficace et plus polyvalente que les NK qui peuvent même occasionellement s'attaquer à des cellules normales.

Il n'en va plus de même des lymphocytes cytolytiques T8 qui appartiennent également au groupe de l'immunité cellulaire et que nous avons déjà vus à l'œuvre dans le SIDA. Ces T8 doivent préalablement reconnaître l'aspect antigénique, étranger, de la cellule anormale avant de la détruire, soit d'emblée, soit indirectement en la marquant spécifiquement en vue de sa digestion par les fossoyeurs que sont les macrophages.

L'interleukine 2 a le grand intérêt de stimuler à la fois l'action non spécifique des LAK et également celle des lymphocytes cytolytiques; le dernier élément de mon puzzle intervient, lui, sur les NK principalement.

Ce dernier élément je le dois à un de mes correspondants de longue date, le docteur Roudier, qui est immunologue.

Immunologie et homéopathie ont beaucoup de points communs et sans doute les praticiens de ces deux branches de la médecine doivent-ils avoir deux gènes voisins qu'il faudra mettre un jour en évidence pour les répliquer en génie génétique, afin de pallier le manque de praticiens de cette association immuno-homéopathique privilégiée...

Le docteur Roudier n'est pas homéopathe; mais, il a réalisé que non seulement l'homéopathie a des traits communs avec sa spécialité, mais qu'elle pouvait transposer dans son domaine les acquisitions de l'immunologie et parfois mettre à profit des découvertes que la médecine classique n'est pas à même d'exploiter. C'est ce qui a fait l'intérêt de notre collaboration antérieure.

En ce qui concerne le cas présent, le docteur Roudier en est déjà aux applications pratiques en immunologie. Il a pu obtenir, il y a quelques années, l'anticorps monoclonal qui a la propriété d'empêcher le système immunitaire d'attaquer les marqueurs HLA-DR. Injecté à des patients atteints de polyarthrite rhumatoïde, ce produit apporte une protection efficace à ces malades atteints de rhumatisme évolutif; j'ai appliqué à sa suite cette méthode en dynamisations homéopathiques dans la polyarthrite chronique rhumatoïde et dans les affections auto-immunes en général.

Continuant sur sa lancée, le docteur Roudier est parvenu à concevoir en 1985 la séquence «en miroir» de la précédente: il s'agit d'un produit qui stimule au contraire le système immunitaire et intime aux cellules immunocompétentes l'ordre d'attaquer toutes les atypies cellulaires. Administré en piqûres intradermiques à des patients cancéreux, ce produit garde ses promesses théoriques et fait fondre les masses tumorales au point qu'après quelques semaines l'effet en est manifeste. Parmi les déchets de cette destruction tissulaire, l'acide urique peut s'accumuler au point de déclencher des crises de goutte comme effets secondaires de ce traitement.

J'ai bien entendu adapté aussitôt à l'homéopathie cette merveilleuse découverte qui pour moi devrait être le dernier élément de ce tout, rêvé et attendu depuis des années. Les premiers malades à en bénéficier sont bien sûr ceux dont l'état est devenu précaire et urgent à récupérer. Nous en reparlerons plus loin.

32

AVANT LA SYNTHÈSE, SA TOILE DE FOND

Après avoir jeté pêle-mêle en travers de ces pages tous les éléments du puzzle, les uns sans doute un peu aigus, d'autres peut-être obtus, en tout cas me direz-vous dans l'ensemble plutôt biscornus, le moment est venu de faire une synthèse car c'est bien là, je suppose, ce que vous attendiez.

Je crois qu'un premier élément de cette syntèse sera sa toile de fond. Elle sera teintée forcément par ma conception personnelle de l'existence et même de ma philosophie personnelle, terme dont je me suis souvent défendu.

J'étais ce matin dans une petite église d'Algarve au Portugal, dans sa partie la moins touristique juste contre l'Espagne. J'ai été frappé par la ferveur de la population autochtone et sa dévotion apparemment polarisée sur la personne du Christ.

C'est là que j'ai le mieux réalisé la portée universelle du rassemblement mondial de tous les croyants, de tous ceux qui placent l'Esprit Suprême, à l'origine de tous les temps. Qu'ils le nomment Allah, Yahvé ou Dieu, tous veulent reconnaître cette souveraineté d'un Esprit Créateur. Il n'est pas nécessaire pour autant de rester au diapason des premiers penseurs contraints par leur manque d'information, de concevoir cette création de façon symbolique. Je l'ai écrit dans les pages qui précèdent, je situerais volontiers cette création à la naissance des nucléoprotéines pour les raisons que j'ai citées à cette occasion.

Il est assez révélateur de constater que, si l'on reconstitue en laboratoire l'atmosphère gazeuse qui a suivi le Big Bang, telle que peuvent l'imaginer les notions les plus solides de la physique, et si dans cette atmospère on projette l'énergie de décharges électriques comme celle des éclairs magnétiques que les lois de la physique attribuent à cette atmosphère, on voit apparaître toujours les mêmes corps simples jusqu'aux acides aminés et à l'adénine, une des bases de l'ADN.

Cela prouve que déjà cette atmosphère primitive était soumise à des lois physiques qui devait aboutir à la création.

Même si un esprit devait démontrer un jour que cette physique primitive découle d'autres lois préalables, il faudra bien qu'à un moment elles débouchent sur la notion d'une Conscience Suprême, existant de tout temps et par elle-même.

Il est peut-être ardu d'avoir accès à un échelon aussi élevé, d'avoir recours à un Absolu si difficile à atteindre parce que malaisé à imaginer. Qu'Il se soit abaissé vers l'humanité dont Il a permis la naissance et qu'Il ait envoyé sur terre cet autre lui-même, nous aura certes aplani le chemin à parcourir.

À nouveau, qu'il s'appelle le Christ ou qu'on lui attribue un autre nom, ce qui compte c'est l'élan du cœur qui le reconnaîtra avec une vérité plus solide encore que les réalités historiques qui remontent jusqu'à son existence terrestre. C'est lui que les fidèles de cette petite bourgade portugaise reconnaissent comme un des leurs.

N'importe quelle formation scientifique, même si elle n'a pas la chaleur humaine d'une formation médicale, est compatible avec cette simplicité du cœur et avec cette jeunesse de l'esprit qui permettent de se joindre à cette ferveur d'une population simple et chaleureuse. Voilà ce que je ressentais vivement ce matin comme toile de fond aux pages qui précèdent et à celles qui me serviront de synthèse.

33

LA MÉDECINE

Que mettre sur la scène, devant un décor que certains trouveront trop dirigiste voire sectaire, que d'autres trouveront déplacé voire incompatible avec un travail en partie scientifique, que pour ma part je ressens comme plein de cette chaleur qui doit présider à tout ce qui touche à la médecine?

Car c'est bien de cela qu'il s'agit ici puisque mes lecteurs seront ou bien médecins eux-mêmes ou des patients en quête de réponses aux questions que leur pose bien souvent la pratique de notre art. Ce n'est pas par hasard que je parle d'art plutôt que de profession ou de science par exemple. Art avant tout, car cela implique un engagement total dans lequel le cœur prime sur le cerveau, le côté affectif prend le pas sur le côté scientifique, l'aspect relationnel précède le rigorisme expérimental.

Je plains le médecin qui ne ressent pas cela intensément. Si pour lui la médecine est un métier, il aurait pu en trouver de moins fatigant, de moins obsédant devant la difficulté, de moins angoissant devant les responsabilités qu'il implique. Si pour lui la médecine est une façon de gagner de l'argent, je le plains, lui, autant que ses patients, car sa vie sera une déception du début à la fin même s'il réalise son objectif qui lui paraîtra vite amer et vide de sens.

Mais l'art véritable n'accepte pas la fantaisie. Celle-ci n'a aucune place dans nos activités, quel qu'en soit le niveau: chercheur ou praticien, fonctionnaire ou médecin privé, spécialiste ou généraliste. Mais rigueur ne signifie pas froideur. Au contraire, que notre art soit plein de cette chaleur humaine qui satisfait autant le médecin que le malade, car l'effet boomerang en est plus chaleureux encore au retour qu'au départ et toute l'obligation du devoir est transformée par le plaisir de donner.

Après trente-cinq ans de vie professionnelle, trente-cinq années de contact quotidien avec l'angoisse que suscite la maladie ou la peur de la contracter, j'ai l'impression, je dirai même la sensation, d'avoir reçu plus que je n'ai donné.

Non seulement je n'ai jamais eu le moindre regret dans ma profession, mais je n'ai jamais imaginé que j'eusse pu en choisir une autre et jusqu'à présent jamais je n'ai pensé qu'un jour je pourrais prendre ma retraite.

Je suis reconnaissant à tous les patients qui m'ont honoré de leur confiance, parfois j'ai été très malheureux de ne pas avoir pu leur apporter ce qu'ils espéraient. Je n'ai aucune honte d'avoir montré mes yeux embués de larmes quand eux-mêmes étaient écrasés par la douleur. Je me souviens avec émotion de ces gestes plein de signification gratifiante : depuis celui de cette épouse au chevet de son mari mourant que j'avais discrètement quitté au dernier instant et qui est venue me prendre par la main pour m'amener dans le cercle des enfants autour du lit, jusqu'à ces gestes fréquents mais toujours réconfortants du cadeau offert parfois d'un air embarrassé mais toujours avec beaucoup de reconnaissance et même d'affection.

Si jamais un jour le grand âge ou la maladie m'obligeaient à quitter cette profession, jamais je ne pourrai combler ce vide alors que, chaque jour, je répète à tant d'autres qu'ils doivent préparer leur retraite en prévoyant des activités de remplacement, même de réelles obligations — généralement bénévoles — pour prendre le relais de celles qu'ils quitteront.

Je pense avec un sourire à certains, bien rares heureusement, qui ont cru m'*honorer* en venant me consulter. S'ils savaient combien plus engageante est l'attitude de celui qui, assis au bord du fauteuil, vous expose avec embarras son espoir d'être soulagé, combien plus chaleureux sera mon devoir de l'aider, combien plus réconfortante ma satisfaction d'y être parvenu. Il ne s'agit pas de rang social ; parmi mes patients les titres les plus honorifiques peuvent s'accompagner d'une modestie exemplaire et d'une reconnaissance émouvante.

En face de tout cet apport gratifiant, de ces journées pleines de joies professionnelles, je ne peux qu'essayer de faire mieux et plus pour y répondre. Mes soirées, mes quelques heures de loisirs n'y suffisant pas, mon épouse accepte que j'y consacre une partie de mes vacances.

« Quand il s'agit de l'art sacré de guérir, négliger d'apprendre est un crime ». C'est mon maître qui a écrit cette phrase lourde de sens et d'obligation, mon maître Samuel Hahnemann. Ce sera l'introduction au troisième chapitre de cette synthèse : l'homéopathie.

34

L'HOMÉOPATHIE

Il n'y a qu'une bonne médecine, celle qui convient le mieux à la situation actuelle du patient.

Il serait grotesque d'ignorer, négliger ou rejeter tout ce que la médecine classique a édifié et ce qu'elle offre comme possibilités thérapeutiques majeures. Il est superflu d'analyser toute cette stratégie qu'elle est à même de déployer jusque dans les situations apparemment les plus désespérées. Ce n'est donc pas son efficacité qui risque d'être mise en cause, mais il faut être bien conscient qu'elle est la résultante d'une action imposée à l'organisme de façon non seulement obligatoire mais même violente, vue sous l'angle de la physiologie. Il est donc concevable que cette violence doive se solder par des perturbations au niveau cellulaire puis tissulaire: ce sont les effets secondaires inévitables de toute thérapeuthique allopathique classique. J'emploie à dessein le terme allopathique, car cette obligation d'effets secondaires découle précisément de l'action en loi des contraires. Ils ne se produisent pas dans les thérapeutiques classiques qui empruntent par exemple la voie d'une simple substitution pour pallier un manque en hormones, vitamines ou sels minéraux, sauf bien entendu en cas d'éventuel surdosage.

Ces effets secondaires peuvent être la conséquence de l'impact recherché au niveau d'un organe déterminé; le plus souvent, ils résultent d'une trop grande polyvalence de cette activité thérapeutique qui déborde sur la fonction d'autres organes que ceux visés par la prescription. Ces inconvénients médicamenteux seront tolérables dans les affections graves en regard des bénéfices beaucoup plus importants de ces traitements, mais si cette même artillerie lourde est mise en œuvre pour des affections plus mineures ou même bénignes, il n'en va plus de même et le patient est bien placé pour en prendre conscience. Quoi d'étonnant dès lors à sa désaffection progressive pour ce type de thérapeutique.

Le moins averti de mes lecteurs sait combien les facteurs émotionnels et d'une façon générale l'état psychique peuvent influencer le bon fonctionnement de notre organisme. Corps et cerveau lui paraîtront dès lors intimement liés et il admettra aisément la réalité obligée de toute une gamme de maladies étiquetées psychosomatiques. Ce terme a pris un sens péjoratif par la faute des médecins eux-mêmes qui l'ont décerné à tout un secteur de la pathologie considéré au départ avec dédain par ignorance de sa véritable valeur. Car en réalité ces états psychosomatiques ne sont que les avant-gardes d'affections plus graves qui leur feront suite si une thérapeutique adéquate n'est pas mise en œuvre. La génération médicale actuelle est dûment avertie de l'importance de cette pathologie psychosomatique qui peut conduire aux affections les plus graves.

C'est précisément dans ce type de maladies que se manifestera le mieux l'écueil des effets secondaires. La médecine classique est ici très démunie devant ces affections bien réelles mais d'ordre purement fonctionnel, alors que la plupart de ses médicaments s'adressent à des lésions bien codifiées.

Cela est d'autant plus préoccupant que cette pathologie fonctionnelle voit sa fréquence croître d'année en année, au point de représenter la majorité des motifs de consultation chez le généraliste. La fusion corps-esprit est au contraire constante et même obligatoire dans le choix de tout traitement homéopathique, donc parfaitement adapté à la pathologie en général, y compris dans ce secteur fonctionnel où la lourdeur de la thérapeutique classique apporte autant d'ennuis que d'efficacité. Non seulement le choix de nos remèdes se trouve amplement facilité par ce recoupement symptomatologique au niveau physique et au niveau mental mais du fait même leur efficacité couvrira les deux versants de cette pathologie fonctionnelle en agissant sur la cause au niveau psychique et sur la conséquence au niveau somatique. De plus l'absence d'effets secondaires inhérente à la petitesse des doses médicamenteuses élimine l'aspect négatif des thérapeutiques agressives. La douceur de cette action thérapeutique élimine aussi les pics d'activité qui caractérisent de façon souvent désagréable l'action des médicaments allopathiques.

Il ne faudrait pas déduire de tout ceci que l'homéopathie ne soigne que les cas fonctionnels. Vous avez d'ailleurs vu dans les chapitres précédents qu'elle n'hésite pas à s'attaquer à des maladies irréversibles en apparence, comme les hépatites chroniques agressives et les cancers. Elle peut apporter son concours, seule ou conjointement, à certaines thérapeutiques classiques, au traitement de bon nombre d'affections organiques où les possibilités réactionnelles du patient existent encore. C'est là le critère d'efficacité de notre thérapeutique; si cette possibilité réactionnelle n'existe plus, le seuil d'inactivité des remèdes homéopathiques est franchi jusqu'à ce que le patient retrouve une vitalité suffisante.

Vu ce potentiel d'efficacité et cette douceur d'action thérapeutique, quoi d'étonnant à l'engouement des patients pour l'homéopathie; il ira croissant avec l'agressivité des thérapeutiques classiques et il ne résulte pas essentiellement, comme beaucoup le croient, du caractère plus réel et plus insistant du colloque médecin-patient, mais bien de l'expérience négative vécue par les malades en thérapeutique classique dans la pathologie de tous les jours.

Si tant de patients ont eu la pertinence de choisir l'homéopathie, vous me concéderez facilement le bien-fondé d'avoir fait ce choix avant eux, car j'ai eu la chance d'en être informé avant eux et d'être bien placé pour en juger.

Mais je me défends d'avoir des œillères et le jour où mon patient fait la preuve qu'il n'a momentanément plus une capacité de défense suffisante, je n'hésite pas à avoir recours à des médicaments classiques susceptibles de faire ce travail à sa place. Je ne parlerai même pas du caractère impérieux de la chirurgie dans certaines circonstances: c'est tellement évident et, de toute manière, il ne s'agit pas ici d'allopathie, qui par définition désigne l'action médicamenteuse en loi des contraires.

C'est bien sûr le bon sens assisté par une solide connaissance de la médecine qui décidera du choix de la thérapeutique, mais si ce choix porte sur l'homéopathie, il faudra en plus une connaissance approfondie de cette autre manière de soigner son patient.

35

ARN-ADN, EGF, Il 2, PAA, P.HLA-DR ... À SUIVRE

Le décor est planté. Sur la scène, la médecine classique et l'homéopathie. Molière en aurait certainement fait une pièce satirique très divertissante, mais je n'ai pas son génie et ce n'est pas le but de ce modeste ouvrage.

À dire vrai, j'hésite à faire entrer en scène des acteurs. Quels seraient-ils ? Des patients sans doute. Mais ce serait forcément ceux que je connais, mes patients, et ceux-là ne peuvent y pénétrer car j'aurais l'air de les caricaturer ou de violer le secret de leurs confidences. Me voilà donc contraint de monter seul sur les planches pour un monologue. Mon sujet ? Vous l'avez deviné, cela devrait être un essai de synthèse de ma thérapeutique par ADN-ARN.

Dix-huit années professionnelles consacrées à cette étude, c'est une échéance de bail de grande fidélité. Et pourtant, je ne suis pas encore arrivé au but. Les résultats expérimentaux vont être publiés et mes communications en milieu classique le seront peut-être, en tout cas pour une d'entre elles ! Des expérimentations cliniques en double aveugle ont été entreprises en milieu universitaire, mais elles dureront un bout de temps encore, à condition qu'on leur prête vie. Je viens en effet d'apprendre qu'un professeur qui clame bien haut sa rigueur scientifique s'abaisse à les saboter en faisant pression sur ceux qui, en toute honnêteté intellectuelle, ont accepté d'apporter la confirmation de leur valeur. On reproche à l'homéopathie de ne pas faire la preuve scientifique de son efficacité, mais on essaie de décourager les initiatives qui vont dans ce sens !

Peut-être aurai-je l'occasion de soigner quelques cas de SIDA malgré leur rareté ; si mes premiers succès dans ce domaine se confirment, cela pourrait être la porte d'entrée dans la thérapeutique des déficiences immunitaires. Les autres indications suivraient alors plus aisément.

Alors, ne vaut-il pas mieux terminer par un... à suivre ?

Que dites-vous, confrère ? Oh oui ! excusez-moi, j'ai oublié de vous donner les modalités pratiques de ce traitement pour que vous puissiez vous en faire une opinion personnelle.

L'indication majeure en sera bien sûr le cancer, quelle qu'en soit l'origine, quel qu'en soit le stade ou le type d'évolutivité, quel que soit le traitement classique associé et qu'il faut bien entendu poursuivre dans son optique éradicatrice puisque les ARN-ADN n'ont pas cette prétention. Ils n'ont comme but que la restauration du système immunitaire déjà déficient au départ — ce fut peut-être la cause première de la maladie — mais encore plus déficient par la suite puisque tous les traitements anticancéreux classiques l'altèrent davantage encore. Ce traitement devra donc être poursuivi aussi longtemps que durera la déficience immunitaire : donc, au-delà des traitements classiques qui aggravent ce déficit. La restauration devra être soutenue sans interruption vu la constante agressivité de cette carence immunitaire.

Je vous ai dit que je n'avais pas eu le cœur d'essayer de départager l'efficacité séparée de l'ADN et de l'ARN. Par ailleurs, il est difficile de prévoir à quel niveau de dynamisation le patient sera le plus sensible. Tout ceci vous fera comprendre pourquoi ma première prescription alternait cinq jours d'ARN avec cinq jours d'ADN, chacune de ces séries comportant des dynamisations différentes.

En pratique, voici le type d'ordonnance standard :

R/ARN 6 - 12 - 30 - 200 K à numéroter 1 à 5 - 11 à 15 - 21 à 25
ADN 6 - 12 - 30 - 200 K à numéroter 6 à 10 - 16 à 20 - 26 à 30
S/1-30

Elle porte — pour les avertis —, le numéro de code 1926, que je lui ai attribué au départ avec la certitude de ne pas l'oublier puisque c'est l'année de ma naissance. Il s'agit donc de 30 gélules numérotées, dont le patient prend à jeun le contenu à sec, sur ou sous la langue puisque la voie perlinguale est la plus fidèle, en suivant les numéros puisque chaque poudre est différente de sa voisine. Ces 30 poudres font donc un traitement d'un mois, la gélule n° 1 le premier jour, la gélule n° 30 à la fin du mois. Après quoi la prescription est renouvelée immédiatement.

Dans les cas évolutifs, je lui ai adjoint par la suite une deuxième prescription le midi, ou dans la matinée à distance des repas. Cette deuxième prescription reprend en plus des remèdes qui en expérimentation ont révélé des propriétés normalisatrices des cellules cancéreuses. C'est ainsi qu'en culture de cellules le dimethylsulfoxyde (DMSO) peut remplir ce rôle. Il en est de même de la thiazolidine. Sous l'influence de ces deux produits entre autres, des cellules cancéreuses en culture peuvent retrouver toutes les caractéristiques fonctionnelles des cellules normales.

Dans cette deuxième formule, étiquetée formule 1985, j'ai introduit également l'EGF dont je vous ai parlé précédemment. En voici la prescription

R/ EGF 9 CH
ARN 9 CH
DMSO 9 CH
ADN 9 CH
EGF 15 CH
ARN 9 CH
Thiazolidine 4 CH
ADN 9 CH
Thiazolidine 9 CH
ARN 9 CH

alterner et
numéroter AD 30
S/ 1 à 30

Cette succession de 10 gélules en alternance permet des conditionnement toujours identiques dans leur composition, de 30, 60 ou 90 gélules.

Ces divers types de conditionnements sont évidemment valables pour la formule 1926 qui, elle aussi, est une succession de dix gélules en alternance.

Comme vous pouvez le constater, dans ce deuxième type de prescription, les ADN-ARN sont en dynamisation hahnemannienne(*). Cette prescription supplémentaire est administrée à raison d'une poudre tous les jours, prise de la même manière en perlinguale mais à distance de celle du matin (formule 1926), donc en fin de matinée; je crois que la couverture en acides nucléiques

(*) Voir glossaire en fin de volume.

est ainsi amplement suffisante et que le bénéfice éventuel des DMSO et thiazolidine, ajouté à celui que je crois beaucoup plus profond de l'EGF, donne au patient cancéreux une efficacité thérapeutique complémentaire.

En général, il en ressent rapidement les effets : action stimulante des ADN-ARN ; c'est d'ailleurs pourquoi il faut prendre la « 1926 » le matin et la « 1985 » au plus tard en fin de matinée pour ne pas compromettre le sommeil de la nuit suivante ; effet aussi contre les retombées désagréables des traitements classiques associés, par chimio- ou radiothérapie. Cela permettra, je l'espère, à beaucoup d'autres patients les performances de ceux qui, le jour de leur chimio, se défoulent en jouant au tennis et vont au restaurant pour se remonter le moral.

Quand les traitements classiques par radiothérapie et chimiothérapie étaient terminés et que je considérais le patient suffisamment hors de danger, je supprimais la série « 1926 » au bénéfice de la seule formule « 1985 » à prendre alors le matin. Dans cette dernière, je conservais l'essence de cette thérapeutique, mais en diminuant le risque théorique de créer une pathogénésie maligne par l'administration trop prolongée des ADN-ARN actifs en loi des semblables. Le fait d'y ajouter l'EGF est un élément rassurant supplémentaire dans le même sens.

Enfin le soir, j'ajoutais une série à visée éradicatrice à base du peptide anti-atypies (PAA) et d'interleukine 2.

Afin d'éviter une élévation excessive de l'acide urique avec un risque de crise de goutte, la patient est invité à boire plus que de coutume et à faire surveiller son taux sanguin d'acide urique.

Il y a peut-être une raison spécifique à administrer cette série éradicatrice, le soir plutôt que le matin. En effet, on a pu mettre en évidence à Montréal dans une série de 118 enfants sous chimiothérapie pour leucémie lymphoblastique aiguë que ce traitement administré le soir donnait 46 fois moins de risque de rechute par rapport à ceux qui avaient été traités le matin.

Avant de clore ce volet thérapeutique, je vous citerai encore l'existence d'une souche homéopathique d'ADN répétitif. Je vous ai décrit le rôle informatif de cet ADN répétitif qui fonctionne en quelque sorte comme le micro-ordinateur de l'ADN. Il a été le mieux étudié chez le crabe où sa configuration dans l'espace est légèrement différente entre mâle et femelle. C'est lui qui a servi de base à la souche homéopathique dont il existe de ce fait une forme M et une forme F à employer soit en similitude de sexe soit à l'inverse dans les cancers hormono-dépendants. Vu le rôle informatif privilégié de cet ADN répétitif, je le prescris généralement en dynamisations 200K et MK. Il ne m'est pas possible d'en extrapoler un résultat spécifique puisque sa prescription s'ajoute toujours à une des autres formules.

D'une manière générale, je crois qu'à partir du moment où la thérapeutique ADN-ARN dynamisés devient discontinue, il y aurait intérêt à s'adresser à des dynamisations plus élevées.

Cette thérapeutique devra d'ailleurs trouver encore ultérieurement ses modalités précises. Il reste encore beaucoup de points à élucider, y compris l'impression que j'ai eue à diverses reprises, d'une synergie entre chimiothérapie et ADN-ARN. Cette synergie est peut-être due à la protection conférée aux cellules saines par ce traitement. Grâce à leur vitalité conservée, le traitement classique est poursuivi plus activement et donc plus efficacement, non seulement sans augmentation des effets secondaires, mais avec l'aide des cellules restées saines, en l'occurrence le système immunitaire bien entendu, mais également les tissus péri-tumoraux qui peuvent ainsi reprendre leur prépondérance perdue, vis-à-vis des cellules malignes.

Peu importe d'ailleurs que cette explication soit valable ou non ; l'important c'est que cette possibilité de synergie confirme, si besoin en était, l'obligation de respecter toujours la thérapeutique classique en cours, autant bien sûr qu'elle soit correcte et ne relève pas d'un interventionnisme exagéré ou d'un acharnement thérapeutique dépassé par l'évolution du patient.

À l'université de Paris-Sud, le docteur Beljanski a fait dans son service de pharmacodynamie de la faculté de pharmacie de Chatenay Malabry, des recherches qui montrent des recoupements très révélateurs avec ce qui précède. La mise en activité des oncogènes dans le cancer amène une production de protéines, normales ou pathologiques, en quantité excessive ; par ailleurs, on sait que la synthèse des protéines nécessite une ouverture locale de la chaîne de l'ADN pour la formation de l'ARNm. Dans la cellule cancéreuse, il y aura donc ouverture excessive et trop prolongée de la chaîne de l'ADN, ce qui amène d'une part des cassures de l'ADN et d'autre part la fixation exagérée de produits déstabilisants. Ce sont soit des produits chimiques: cancérigènes, antibiotiques, pesticides, colorants; soit des produits biologiques: hormones ou acides nucléiques. Ainsi donc des acides nucléiques peuvent, à doses exagérées, jouer un rôle déstabilisant supplémentaire sur les ADN cancéreux; ce fait d'observation peut expliquer qu'à doses infinitésimales et en loi des semblables les ADN-ARN dynamisés puissent réaliser le processus inverse.

Le docteur Beljanski a pu remarquer aussi qu'un produit stabilisateur qu'il expérimente actuellement, voit son efficacité nettement augmentée en cas d'emploi simultané et à petites doses de radiothérapie ou de chimiothérapie.

Je tenais à mettre en évidence ce double recoupement avec mes observations personnelles dans le traitement par ADN-ARN dynamisés.

Un mot encore au sujet de l'administration des ADN-ARN personnels du patient. Extraits à partir d'un fragment de la tumeur du malade, prélevé par biopsie ou lors de l'intervention chirurgicale et conservé dans l'azote liquide, ces ADN et ARN personnels sont très réagissants et ne doivent pas être maniés actuellement en dehors de notre groupe de travail.

Michel Van Wassenhoven a été le premier à s'en servir et nous essayons pour le moment de cerner le plus efficacement possible les applications de cette thérapeutique plus délicate. Cette technique nécessite au départ un laboratoire spécialisé dans cette extraction; de plus, les réactions du patient sont parfois assez vives et douloureuses. Par contre, l'efficacité clinique en est certaine. Elle se manifeste par des améliorations visibles dans les cancers directement accessibles; sur le plan biologique, on assiste à une augmentation des Ig M dans les cas où ces immunoglobines sont trop basses, et à une normalisation des Ig G qui sont souvent en hausse. L'apparition de complexes immuns circulants est le témoin aussi de cette efficacité, même si elle est de mauvais pronostic et signe généralement l'existence d'une masse tumorale trop volumineuse.

Comme vous pouvez le constater, au fur et à mesure des

années, ma technique de prescription a été modifiée en fonction de mes connaissances et des remèdes nouveaux. L'apport de l'Il 2 et du P.A.A. m'a amené à composer une nouvelle formule.

Je dois préciser que l'Il 2 est un facteur de croissance pour les lymphocytes, cent picogrammes par c.c. suffisent à stimuler la croissance de ces cellules. Il ne faut donc pas l'administrer dans les leucémies en basses dynamisations comme dans cette formule qui a d'ailleurs dû subir des modifications en fonction des premiers résultats obtenus.

Je vous rappelle que le docteur Roudier a recours à un anticorps monoclonal pour désensibiliser le système immunitaire de ses patients atteints de polyarthrite rhumatoïde et l'empêcher d'attaquer les marqueurs HLA-DR de ces malades.

Des travaux récents ont montré que dans les maladies autoimmunes en général, les cellules qui se font agresser pathologiquement par le système immunitaire doivent cette catastrophe au fait qu'elles manifestent au niveau de leur membrane les marqueurs HLA-DR normalement réservés à quelques cellules spécialisées, notamment du système immunitaire. La présence de ces marqueurs HLA-DR sensibilise les agents immuno-compétents qui automatiquement agressent ces cellules pour les éliminer. C'est par ce mécanisme que l'organisme de ces patients peut détruire un de ces propres organes.

Au vu de ces travaux récents j'ai adapté la thérapeutique du docteur Roudier au cas de toutes les affections auto-immunes, en ayant recours à des dynamisations de cet anticorps que j'ai baptisé P.HLA-DR (pour Protection des HLA-DR). Pour obtenir le freinage du système immunitaire, il est essentiel d'avoir recours en immunologie à des dilutions croissantes et de même en homéopathie à des dynamisations croissantes.

Pour obtenir l'inverse, c'est-à-dire une stimulation du système immunitaire, il faut inverser aussi le système des dilutions. Le fait d'administrer des dilutions décroissantes aboutit à pareil résultat. Dans un premier temps le docteur Roudier a eu recours à une séquence polypeptidique correspondant à l'anticorps recueilli chez le lapin auquel on administre une injection d'immunoglobines G humaines. Le lapin fabrique dans son système immunitaire un anticorps contre un composant de ces immunoglobines humaines, un anticorps anti-chaîne lourde. C'est ce produit que j'ai baptisé PAA (pour polypeptide anti-atypies). En effet cet anticorps (de même que le P.HLA-DR) a l'avantage de pouvoir parler au système immunitaire dans le «langage-machine» de son information. À condition d'être administré en dilutions décroissantes il donne l'ordre aux cellules immuno-compétentes d'attaquer toutes les cellules atypiques et cela dans le langage qu'elles comprennent et qu'elles emploient entre elles.

Il s'est rapidement avéré que ce mécanisme d'inversion de dilutions inversait également le potentiel d'activité du P.HLA-DR qui, dans le cas présent, devient aussi un stimulant immunitaire, quand il est administré de cette manière décroissante.

Le docteur Roudier commençait l'administration de son produit à la 25e dilution centésimale (!) et cela en médecine classique, alors que nous sommes ici bien au-delà du nombre d'Avogadro. Dans mon adaptation homéopathique je commence à la 30 CH et je répète l'administration de chaque dynamisation pour compenser la brièveté de stimulation d'une résorption perlinguale comparativement à l'injection intradermique à laquelle a recours le traitement immunologique classique.

En pratique, en descendant progressivement l'échelle des dynamisations à partir de la 30 CH de ces deux produits en alternance, on potentialise l'effet de stimulation immunitaire de manière remarquable au point que l'ensemble de cette thérapeutique aboutit actuellement à une réelle immunothérapie homéopathique du cancer.

Pour réaliser cette stratégie de prescription, j'ai dû avoir recours à l'emploi successif des trois formules que voici, la troisième étant destinée à être poursuivie d'abord au rythme de deux gélules par jour pour aboutir à celui d'une par jour comme traitement d'entretien:

FORMULE I COMBINÉE

R/PAA	30 CH^2	N°s 2 6	P.HLA-DR	30 CH	N° 4
	29 CH	N° 10		29 CH^2	N°s 8 12
	28 CH^2	N°s 14 18		28 CH	N° 16
	27 CH	N° 22		27 CH^2	N°s 20 24
	26 CH^2	N°s 26 30		26 CH	N° 28
	25 CH	N° 34		25 CH^2	N°s 32 36
	24 CH^2	N°s 38 42		24 CH	N° 40
	23 CH	N° 46		23 CH^2	N°s 44 48
	22 CH^2	N°s 50 54		22 CH	N° 52
	21 CH	N° 58		21 CH^2	N°s 56 60
	20 CH^2	N°s 62 66		20 CH	N° 64
	19 CH	N° 70		19 CH^2	N°s 68 72
	18 CH^2	N°s 74 78		18 CH	N° 76
	17 CH	N° 82		17 CH^2	N°s 80 84
	16 CH^2	N°s 86 90		16 CH	N° 88

ARN	9 CH N^{os}	1	7	13	19	25	31	37	43	49	55	61	67	73	79	85
ADN	9 CH N^{os}	3	9	15	21	27	33	39	45	51	57	63	69	75	81	87
IL2	3 CH N^{os}	5	11	17	23	29	35	41	47	53	59	65	71	77	83	89

alterner et numéroter 1-90

S/1-90 2/j N^{os} impairs le matin, N^{os} pairs le midi ou le soir.

FORMULE II COMBINÉE

R/PAA	15 CH	N° 4	P.HLA-DR	15 CH^2	N°s 2 6
	14 CH^2	N°s 8 12		14 CH	N° 10
	13 CH	N° 16		13 CH^2	N°s 14 18
	12 CH^2	N°s 20 24		12 CH	N° 22
	11 CH	N° 28		11 CH^2	N°s 26 30
	10 CH^2	N°s 32 36		10 CH	N° 34
	9 CH	N° 40		9 CH^2	N°s 38 42
	8 CH^2	N°s 44 48		8 CH	N° 46
	7 CH	N° 52		7 CH^2	N°s 50 54
	6 CH^2	N°s 56 60		6 CH	N° 58
	5 CH	N° 64		5 CH^2	N°s 62 66
	4 CH^2	N°s 68 72		4 CH	N° 70
	3 CH	N° 76		3 CH^2	N°s 74 78
	2 CH^2 (ou 3CH^2)	N°s 80 84		2 CH (ou 3CH)	N° 82
	1 CH (ou 3CH)	N° 88		1 CH^2 (ou 3CH^2)	N°s 86 90

ARN	9 CH N^{os}	1	7	13	19	25	31	37	43	49	55	61	67	73	79	85
ADN	9 CH N^{os}	3	9	15	21	27	33	39	45	51	57	63	69	75	81	87
IL2	3 CH N^{os}	5	11	17	23	29	35	41	47	53	59	65	71	77	83	89

alterner et numéroter 1-90

S/1-90 2/j N^{os} impairs le matin, N^{os} pairs le midi ou le soir.

FORMULE III COMBINÉE

PAA	1CH (ou 3CH)	N^os^	2	8	14	20	26	32	38	44	50	56	62	68	74	80	86
P.HLA-DR	1CH (ou 3CH)	N^os^	4	10	16	22	28	34	40	46	52	58	64	70	76	82	88
EGF	9CH	N^os^	6		18		30		42		54		66		78		90
DMSO	9CH	N^os^		12		24		36		48		60		72		84	
ARN	9CH	N^os^	1	7	13	19	25	31	37	43	49	55	61	67	73	79	85
ADN	9CH	N^os^	3	9	15	21	27	33	39	45	51	57	63	69	75	81	87
IL2	3CH	N^os^	5	11	17	23	29	35	41	47	53	59	65	71	77	83	89

alterner et numéroter 1-90

S/1-90 soit 2/j N^os^ impairs le matin, N^os^ pairs le midi ou le soir
soit 1/j le matin comme formule d'entretien

Qu'en est-il en pratique des autres indications thérapeutiques? L'hépatite chronique d'origine virale répond très bien à l'administration des acides nucléiques dynamisés qui, outre leur action au niveau immunitaire, ont en plus un tropisme hépatique particulier; cela se manifeste même par une plus grande sensibilité des localisations hépatiques métastatiques à ces remèdes.

L'hépatite agressive ne demande pas une administration quotidienne d'ADN-ARN et le médecin prescripteur aura le choix entre des séries de cinq jours d'ARN puis cinq jours d'ADN comme dans la formule «1926» mais espacées de dix à quinze jours par exemple ou bien des prises isolées en 5 CH ou en 9 CH. Cette dernière forme d'administration permet des prescriptions personnalisées incluant des remèdes homéopathiques classiques à polarité hépatique et le remède de fond du patient.

Dans les viroses aiguës, on peut alterner par exemple un jour ARN 5 CH, un jour ADN 5 CH, un jour ARN 9 CH, un jour ADN 9 CH; dans les viroses de longue durée, le SIDA par exemple, ce type de prescription doit être répété, en y associant une fois tous les 10 jours la cyclosporine en 5 CH (ou en 9 CH ?).

En dehors de ces indications majeures, il existe d'autres applications des acides nucléiques dynamisés, soit en fonction des symptômes pathogénétiques — à consulter —, soit en fonction d'un effet de stimulation de la mitogénèse par l'emploi des basses dynamisations. Cette stimulation d'une prolifération cellulaire physiologique normale, mais qui pour diverses raisons ne se fait pas à la cadence voulue ou au moment opportun, sera mise à profit notamment dans les prises de greffes comme je vous l'ai déjà signalé. Une autre indication de ce genre a été mise en évidence et appliquée avec succès par un gynécologue qui m'en a rapporté les résultats dans les stérilités provenant de maturation insuffisante de l'ovule. L'administration d'ARN 6 - 12 - 30 K^2 altéré avec ADN 6 - 12 - 30 K^2, les huits premiers jours du cycle, déclencherait le processus de méiose au moment opportun et permettrait la ponte d'un ovule pleinement fonctionnel plutôt que d'un ovule atrétique.

L'échographie permet d'ailleurs de suivre ce processus et de constater que le follicule ovarien atteint les 22 mm nécessaires au moment de l'ovulation.

Dans les hépatites agressives et le SIDA, la longueur du traitement par acides nucléiques nécessite l'association d'EGF à raison par exemple d'une fois par semaine en 9 CH ou en une fois tous les quinze jours en 15 CH ou une fois par mois en 30 CH, toujours dans le but de bloquer un processus théorique de facilitation par effet pathogénétique.

Si cette éventualité est théorique quand il s'agit de dilutions infinitésimales, il n'en va plus de même quand il s'agit de doses pondérales : je vous rappelle les observations du docteur Beljanski. C'est la question qu'on peut se poser aussi à propos de l'emploi du poly A poly U.

Jean Lacour, du centre d'immunologie de Villejuif, a entrepris en 1972 une expérimentation clinique de ce produit qui est une sorte d'ARN synthétique. Il l'a administré à doses pondérales en intraveineuse à trois cents femmes atteintes du cancer du sein après ablation chirurgicale suivie ou non de radiothérapie selon qu'il y avait ou non envahissement des ganglions axillaires. Il a publié ses résultats en 1980, puis à nouveau en 1985 en mettant l'accent sur l'efficacité thérapeutique de ce traitement et sur le caractère plus manifeste encore de ces résultats dans les cas où il y avait métastase ganglionnaire. Jean Lacour attribue cette efficacité à l'action de ce poly A poly U au niveau immunitaire et dans cette optique il est normal que le stade métastatique en manifeste mieux les possibilités car l'immunodéficience joue un rôle négatif plus important encore au niveau des métastases qu'au niveau de la tumeur primitive.

L'institut Gustave Roussy avait en 1980 organisé une conférence de presse pour cette information avant sa publication scientifique et annonçait la mise sur le marché pharmaceutique du poly A poly U dans l'année. C'était en 1980; six ans après, le produit n'est toujours pas commercialisé.

En toute bonne foi, Jean Lacour ignorait au moment de ses publications — il l'ignore probablement encore — qu'il avait un devancier en la matière, vu l'absence de publications de mes travaux dans des revues classiques. C'est pourquoi, malgré mon antériorité de cinq ans quant à l'emploi des acides nucléiques en cancérologie et mon antériorité de huit ans pour ma première publication de leur efficacité dans ce domaine (congrès international d'homéopathie de Bruxelles en 1972), je risque fort d'en perdre le bénéfice moral si je ne parviens pas à franchir la barrière des publications en milieu classique.

Cet ouvrage viendra peut-être à son heure pour acter ce fait; c'est peut-être une raison pour ne pas le traîner davantage en longueur et pour terminer par un... *À suivre*, à l'usage des lecteurs qui auront supporté ma prose jusqu'ici.

Bruxelles
printemps 1984 — été 1986.

36

GLOSSAIRE

ACIDE NUCLÉIQUE

C'est un composé (polymère) de nucléotides, eux-mêmes formés d'un groupement phosphate et d'un nucléoside (association d'un sucre et d'une base purique ou pyrimidique).

ADN OU ACIDE DÉSOXYRIBONUCLÉIQUE

C'est un polymère de désoxyribonucléotides, dont il existe quatre variétés selon la base qu'ils contiennent, soit une base purique (adénine ou guanine), soit une base pyrimidique (thymine ou cytosine).

Sauf chez certains virus, l'ADN est formé de deux chaînes réunies par des bases qui sont en couple, soit d'adénine-thymine, soit guanine-cytosine. Les deux chaînes forment deux hélices enroulées l'une autour de l'autre comme une échelle hélicoïdale dont les barreaux représentent les couples de bases.

Les molécules d'ADN sont très longues et peuvent comporter des centaines de millions de nucléotides.

ADN RÉPÉTITIF

Il constitue une partie importante de l'ADN et comporte la répétition en tandem de nucléotides toujours identiques.

ARN OU ACIDE RIBONUCLÉIQUE

C'est un polymère de ribonucléotides. Ici le sucre et le ribose et les quatre nucléotides qui constituent l'ARN diffèrent par leurs bases soit puriques (adéine ou guanine), soit pyrimidiques (cytosine ou uracile); la base thymine de l'ADN devient ici la base uracile. Les molécules d'ARN sont généralement simples et courtes, elles comportent une centaine à quelques dizaines de milliers de ribonucléotides. Certains virus ont toutefois deux chaînes d'ARN complémentaires et autoreproductibles.

ARN MESSAGER (ARNm ou mRNA)

Molécule d'acide ribonucléique synthétisée au contact d'un segment d'ADN (phénomène de transcription). C'est la première étape du transfert d'information qui conduit de l'ADN aux protéines ; cet ARNm sera lu par les ribosomes qui synthétiseront la protéine correspondante.

DYNAMISATIONS HAHNEMANNIENNES ET KORSAKOVIENNES

La différence fondamentale entre ces deux types de dynamisations réside dans l'emploi du flacon séparé à chaque passage de dilution pour les Hahnemanniennes, alors que les Korsakoviennes se préparent dans un flacon unique, vidé à chaque changement de dilution ; on admet que la quantité de produit adhérant au verre représente la même quantité que celle ajoutée dans le flacon suivant pour les Hahnemanniennes.

Si on considère par exemple le mélange d'une goutte de la teinture mère de départ avec 99 gouttes de solvant, alcool ou eau distillée, et qu'à ce mélange on fait subir 100 à 200 succussions (= secousses violentes) on obtient la première centésimale. Les modifications physiques dues aux succussions créent plus qu'une simple dilution, d'où le terme dynamisation.

S'il s'agit d'une préparation en Hahnemanniennes, on prélèvera une goutte de cette première centésimale que l'on mélangera dans un autre flacon avec 99 parties de solvant pour obtenir après les succussions la 2 CH (pour centésimale Hahnemannienne) et ainsi de suite jusqu'à 9 ou 15 ou même 30 CH.

Par contre, si la préparation est faite en Korsakoviennes, le flacon de la 1re centésimale est vidé et il reste l'équivalent d'une goutte sur les parois du tube dans lequel on ajoute les 99 gouttes de solvant d'où, après les 100-200 succussions, l'obtention d'une 2CK ou 2K. Cette technique permet de « monter » en dynamisations jusqu'à des 1000 (M) ou 2000 K sans dépasser le nombre d'Avogadro considéré comme limite de la matière. Cela tient au fait que l'adhérence aux parois retient toujours une fraction des dynamisations antérieures, même les basses. Cela peut être démontré quand on emploie pour ce faire des produits radioactifs dont on retrouve au compteur Geiger des traces jusqu'à de très hautes dynamisations (2000 K).

Quant au produit fini, la différence entre les deux sortes de remèdes correspond essentiellement au fait que les K sont donc des mélanges de dynamisations qui ont été soumises au total à un nombre impressionnant de succussions. Par contre, les K sont de ce fait moins codifiables et encourent le reproche de manquer de rigueur scientifique. Ajoutons que les préparations en décimales (D ou X) se font de la même manière mais avec 1 goutte de produit pour 9 parties de solvant.

ENZYME

Protéine capable d'accélérer une réaction chimique sans être modifiée par le processus qu'elle potentialise.

FACILITATION

En cancérologie, ce terme désigne la possibilité de favoriser le développement d'un cancer spontané ou induit.

G.A.B.A.

Acide gamma-amniobutyrique. Le G.A.B.A. est un de nos neuro-médiateurs.

H.L.A. (système H.L.A.) ou Human Leucocyt Antigen

Il désigne l'ensemble des marqueurs spécifiques que chaque cellule nucléée, et spécialement le leucocyte, porte à sa surface.

Le nombre de combinaisons possibles entre ces divers marqueurs est tel qu'il est exclu de pouvoir trouver son sosie parfait à ce point de vue, d'où cette notion absolue du «Moi» biologique.

LENTIVIRUS

Les lentivirus sont à la base d'infections chroniques à évolution très lente. On trouve dans ce groupe notamment le virus de VISNA, responsable d'une affection neurologique du mouton; ce virus semble très proche de celui du SIDA.

LOI DES SEMBLABLES

Un produit, qui en expérimentation sur des volontaires sains et sensibles a développé un ensemble déterminé de symptômes, pourra, à doses infinitésimales, améliorer le patient qui présente ce même ensemble de symptômes ou le guérir s'il s'agit d'un état réversible. Cette loi de similitude est la base de l'homéopathie.

De même que chez le volontaire ce produit a déterminé des symptômes, ce même remède peut chez le patient soit exacerber momentanément la symptomatologie en cours (= phénomène d'aggravation homéopathique), soit en cas d'administration de trop longue durée, faire apparaître artificiellement les symptômes en créant une pathogénésie (voir le chapitre qui y est consacré).

LYSOSOMES

Organites intracytoplasmiques contenant des enzymes parfois très virulents, qui digèrent les substances trop agressives, notamment au point de vue antigénique, et les transforment en constituants plus simples, acceptables par la cellule.

MITOCHONDRIES

Organites présents dans le cytoplasme de toutes les cellules eucaryotes (= pourvues d'un noyau) et aérobies (= utilisant l'oxygène pour leur métabolisme). Elles sont le centre de production d'énergie de la cellule (via l'ATP).

NOMBRE D'AVOGADRO

Le nombre d'Avogadro désigne le nombre de molécules contenues dans une molécule-gramme. Il est égal à $6{,}023 \times 10^{-23}$, ce qui situe à la 11 CH la limite théorique de présence de molécules dans une dilution.

Vu sous l'angle de la théorie, il faut ajouter que ce nombre ne s'applique qu'aux gaz parfaits en fonction desquels il a été calculé. En ce qui concerne l'homéopathie, d'autres remarques sont à ajouter. Des travaux expérimentaux ont montré que lors des dynamisations, les propriétés du solvant se modifient et pourraient exprimer une énergie transmise par le produit de base.

De plus, l'atome ne représente pas la limite de la matière. Pour vous le faire comprendre, j'emprunte à Fritjof Capra (*Le Tao de la physique*) les comparaisons que voici: «Le diamètre d'un atome est à peu près d'une centaine de millionième de centimètre. Afin de visualiser cette taille minuscule, imaginez une orange gonflée à la dimension de la Terre. Les atomes de l'orange auraient alors la taille de cerises... Un atome, par conséquent, est extrêmement petit comparé aux objets macroscopiques, mais il est énorme comparé à son noyau central... Pour voir le noyau, nous devrions gonfler l'atome jusqu'aux dimensions de la plus grande coupole du monde, le dôme de la cathédrale St-Pierre à Rome. Dans un atome de cette dimension, le noyau aurait la taille d'un grain de sel!...»

Ces comparaisons éloquentes vous montrent que les propriétés d'un corps pourraient être transmises par des dilutions bien plus élevées que celles employées en homéopathie. C'est à ce niveau subatomique que la transmutation de la masse en énergie, ou l'inverse, est la plus tangible et dans les gros accélérateurs de particules il est possible de créer des particules nouvelles à partir des hautes énergies qui y sont développées.

ONCOGÈNES

Gène présent dans le génome des virus susceptibles de provoquer un cancer. Des gènes semblables existent dans de nombreuses espèces et notamment chez les mammifères où ils portent le nom de proto-oncogènes désignant le fait qu'ils y sont réprimés, freinés, par d'autres gènes qui les empêchent de manifester leur potentialité cancérigène.

RÉCEPTEURS

Pour qu'une substance agisse sur une cellule il faut que, véhiculée par voie sanguine jusqu'à son voisinage, elle puisse se fixer sur cette cellule. Pour cela, il faut que celle-ci porte à sa surface des protéines tout à fait particulières au point de vue tropisme pour cette substance: ce sont les récepteurs spécifiques pour ce produit; leur spécificité provient généralement d'une configuration chimique complémentaire de celle de la substance en question.

Le récepteur circule à la surface de la cellule, s'unit au produit qui lui est spécifique et l'entraîne à sa suite dans une sorte de pore de la membrane cellulaire appelé « puit recouvert ». Ils y sont entourés par certaines protéines de la membrane pour former une « vésicule recouverte ». Ce mécanisme d'endocytose leur permet de traverser cette membrane de part en part et de pénétrer ainsi au sein du cytoplasme où se réalise la fusion de cette vésicule avec un endosome. Entre-temps la modification du milieu intravésiculaire, notamment du pH, a détaché le récepteur de sa substance ; l'endosome se fusionne avec un lysosome, petit sac rempli d'enzymes puissants qui vont dégrader cette substance jusqu'à être utilisable au sein du cytoplasme où elle sera finalement déversée.

Pour certaines petites molécules et pour les ions, le mécanisme de pénétration est plus simple et se fait par des canaux protéiques qui fonctionnent comme des pompes. C'est ainsi que se fera leur passage au travers de cette membrane cellulaire constituée d'une double couche de lipides, surtout des phospholipides, présentant leur tête hydrophile vers l'extérieur et vers l'intérieur de la cellule et leur queue hydrophobe à l'union des deux couches lipidiques.

Cette description vous démontre bien la dynamique de la cellule, malléable et ondulante, qu'on a trop tendance à imaginer comme une architecture statique et rigide, au vu des schémas dans les manuels de biologie.

RÉPLICATION

Formation d'une nouvelle structure nucléique par copie d'une molécule servant de support. Dans cet exemple en particulier, il s'agit d'un ADN à double chaîne dont les deux brins se séparent et servent de support pour la synthèse d'un nouveau brin non pas identique mais complémentaire de chaque brin initial. Les molécules filles ont donc chacune un brin parental et un brin néoformé complémentaire.

RÉTROVIRUS

La lecture de l'information génétique se fait généralement dans le sens ADN → ARN → protéine, considéré comme dogme en biologie avant 1970.

Chez les rétrovirus, les virus ARN, ce schéma est inversé dans le sens ARN → ADN, d'où le vocable rétro.

Ils possèdent une enzyme, la transcriptase inverse, qui leur permet de construire une copie conforme ADN de leur patrimoine génétique de type ARN. Dans les cellules qu'ils pénètrent, ces rétrovirus intègrent dans l'ADN de l'hôte cette copie ADN (génome proviral ADN) de leur ARN qui peut y rester latent toute la vie ou sera ainsi reproduit avec le génome de la cellule après une activation fortuite, par exemple par une infection quelconque. Ils terminent leur reproduction par bourgeonnement à la surface de la cellule, par l'action d'une ARN polymérase cellulaire.

RIBOSOMES

Organites intracytoplasmiques qui constituent en quelque sorte des chaînes de montage au niveau desquelles se fera la synthèse des protéines en fonction des instructions transmises par l'ARN messager en provenance de l'ADN nucléaire et grâce à l'apport des acides aminés que les ARN de transfert vont capter dans le cytoplasme.

SIMILE — SIMILLIMUM

Dans l'application de la loi des semblables — (voir ci-dessus) — un remède qui s'approche nettement des critères fournis par la pathogénésie est dit semblable (simile), tandis que celui qui en réunit tous les éléments essentiels sera le plus semblable (simillimum).

TRANSCRIPTASE INVERSE

Enzyme particulier existant notamment chez les rétrovirus oncogènes (voir ci-dessus) leur permettant de construire une copie conforme ADN de leur génome ARN; il s'agit donc d'une synthèse d'un brin ADN complémentaire en regard d'un brin ARN. Grâce à ces transcriptases inverses, on peut en laboratoire fabriquer artificiellement des séquences ADN à partir d'ARN messager extraits de cellules.

VITALISME

D'après Larousse, il s'agit d'une doctrine physiologique qui admet un principe vital distinct à la fois de l'âme et de l'organisme, et qui fait dépendre de lui toutes les actions organiques.

TABLE DES MATIÈRES

Imprimé en Belgique